0~3岁婴幼儿饮食全攻略

马冠生　张　曼/主编

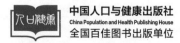

中国人口与健康出版社
China Population and Health Publishing House
全国百佳图书出版单位

图书在版编目（CIP）数据

0~3 岁婴幼儿饮食全攻略 / 马冠生，张曼主编 . ——
北京：中国人口与健康出版社，2024.3
　　ISBN 978-7-5101-9655-3

　　Ⅰ.① 0⋯　Ⅱ.①马⋯②张⋯　Ⅲ.①婴幼儿 – 饮食营
养学　Ⅳ.① R153.2

　　中国国家版本馆 CIP 数据核字（2024）第 014832 号

0~3 岁婴幼儿饮食全攻略
0~3 SUI YING-YOU'ER YINSHI QUAN GONGLÜE

马冠生　张　曼　主编

责 任 编 辑	魏　娜
装 帧 设 计	华兴嘉誉
责 任 印 制	林　鑫　任伟英
出 版 发 行	中国人口与健康出版社
印　　　刷	天津中印联印务有限公司
开　　　本	880毫米 × 1230毫米　1/32
印　　　张	5.125
字　　　数	120 千字
版　　　次	2024 年 3 月第 1 版
印　　　次	2024 年 3 月第 1 次印刷
书　　　号	ISBN 978-7-5101-9655-3
定　　　价	39.80 元

电 子 信 箱	rkcbs@126.com
总编室电话	（010）83519392
发行部电话	（010）83510481
传　　　真	（010）83538190
地　　　址	北京市西城区广安门南街 80 号中加大厦
邮 政 编 码	100054

编 委 会

养育一个健康的宝宝，看着他（她）健康成长，是所有父母共同的心愿，是每一个家庭的大事，也是全社会共同努力的目标。科学喂养是儿童健康成长的保障，合理营养是儿童健康成长的物质基础。

婴幼儿时期大脑和各组织器官生长发育迅速，婴幼儿时期的营养不仅影响他们近期的体格生长、智力发育，同时也与成年期的生产力和慢性病的发生息息相关，是其一生健康和成功的基石。关于婴幼儿时期营养甚至更早期营养对成年后健康的影响，近年来，国内外专家提出了健康和疾病的发育起源学说（又称都哈理论、DOHaD 理论），该学说认为：除了遗传和环境因素，如果生命在发育过程的早期（包括胎儿和婴幼儿时期）经历不利因素（如营养或环境不良等），其成年后将会增加罹患肥胖、糖尿病、心血管疾病等慢性疾病的概率，这种影响甚至会持续好几代人。世界卫生组织也提出了"发育机遇的窗口期"，即从胎儿期到出生后 2 岁，也被称为"生命早期 1000 天"。此理论认为，婴幼儿期的营养不良可能导致儿童不可逆转的生长和认知发育迟缓，影响智力潜能的发挥，降低学习能力和成年后的劳动生产能力，导致成年后患肥胖、高血压、心血管疾病和糖尿病等诸多慢性疾病的风险加大。

儿童时期不仅是体格和智力发育的重要时期，也是饮食行为和生活方式发展和形成的关键时期。健康的饮食行为和生活方式有助于儿童摄取充足、均衡的营养，为保证体格和智力的正常发育提供物质基础，发挥促进健康、预防疾病的作用。自改革开放以来，我国儿童的膳食摄入和营养健康状况不断改善，但不健康的饮食行为依然存在，影响着儿童的营养健康状况与全面发展。饮食行为的发展在生命历程的不同阶段呈现不同的特点，学龄前期是饮食行为形成的关键时期，也是饮食行为问题出现的高发期，这一阶段的儿童模仿能力极强，会观察父母、其他成年人、同龄人等的饮食行为，从而影响自己的喜好和饮食行为的发展。如果不及时加以引导，容易出现挑食，偏食，进食速度过快，不合理食用零食，喜好甜食、含糖饮料、油炸食品等饮食行为问题。

因此，关注儿童时期的营养至关重要。应该抓住儿童期这一关键期，培养儿童形成健康的饮食行为。编写此书的目的在于：将科学研究结果落地，结合实际经验用通俗易懂且科学的语言解答喂养孩子过程中遇到的实际问题和困惑，提供正确的喂养知识，教会大家如何将喂养知识融入和应用到实际生活中，能更好地给孩子提供平衡的膳食和合理的营养，进而达到促进儿童身体健康的目的。

此书共分为五个篇章：针对 0～6 月龄宝宝的母乳喂养期，介绍母乳喂养过程中妈妈们应该掌握的基本知识和技能，对妈妈们常见的问题进行答疑解惑；针对 7～12 月龄宝宝的辅食添加期，介绍辅食添加的原则、注意事项、常见问题等；针对 1～2 岁宝宝的健康饮食行为养成期，介绍此阶段宝宝的饮食原则和容易出现的饮食行为问题；针对 2~3 岁宝宝的饮食行为形成的关键期，介绍此阶段宝宝的饮食原则和容易出现的饮食行为问题；针对特殊情况宝宝的特别篇，介绍了超重肥胖、慢性病、营养不良、维生素矿物质缺乏、免疫力低下等小儿常见病的介绍、危害和应对方法。另外，以图文并茂的形式，使喂养知识的学习更加生动。无论是即将上岗的准爸爸和准妈妈、初为人父人母的新爸爸和新妈妈，还是爱心备至的长辈，都能成为本书的读者。

马博士健康团由深耕在营养领域 30 年的资深教授担纲，率领着奋斗在营养学术科研一线和徜徉在学术海洋的博士后、博士、博士研究生和硕士研究生。长期致力于营养健康的传播团队中的几位妈妈，跟大家一样经历过母乳喂养、辅食添加、纠正孩子不良饮食行为等过程中的重重挑战，深知大家在喂养孩子过程中的困惑、困难和辛酸。团队的宗旨是用最接地气的方式，把高深、前沿、实用、靠谱的营养健康类专业知识与公众分享，为促进公众健康的共同目标而努力。

编者

2023 年 12 月

目 录

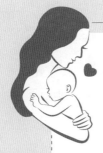

第一篇
0~6月龄宝宝：母乳喂养期

母乳是婴儿最佳的天然食物，母乳中含有丰富的营养物质，可以满足6月龄内婴儿的营养需求，而且母乳中各种营养成分也最有利于婴儿的消化和吸收，出生6个月以内的宝宝建议进行纯母乳喂养，即除了母乳外不吃任何液体、半固体及固体食物，包括水、配方奶粉、蔬菜汁、米糊等。应坚持按需喂养，特别是3月龄前的宝宝不应强求喂奶次数和时间，随着月龄增加，逐渐建立规律哺喂的良好饮食习惯。对于新手妈妈来说，应该如何科学地进行母乳喂养呢？如何判断宝宝有没有吃饱？可以给宝宝喂奶粉吗？宝宝除了母乳之外需不需要额外补充营养素呢？要返回职场上班了，又该如何坚持母乳喂养？……这一系列的问题都可以在本篇中找到答案。

一　母乳喂养，你准备好了吗

十月怀胎，一朝分娩。从孕早期的恶心呕吐，到孕晚期的浑身酸痛，终于盼到宝宝要出生了，很多准妈妈都是既期待又忐忑。面对即将开始的母乳喂养，很多准妈妈也开始各种担心：担心无法顺利开奶，担心自己奶量不够，担心传说中的"哺乳痛"，担心自己的乳房变形……妈妈们，别担心啦，快来看一下如何为母乳喂养做好准备吧！

首先，妈妈们要纠正一个误区，母乳喂养的准备工作并不是从分娩后开始的，母乳喂养的准备应该从孕期开始，需要从心理、乳房、营养及物品 4 个方面做好充分准备。

1. 心理的准备

要想成功母乳喂养，准妈妈们必须坚定母乳喂养的决心，树立母乳喂养的信心！

母乳是宝宝最好的食物。母乳喂养可以给宝宝提供全面的营养、充分的肌肤接触和母婴交流，促进宝宝的身心发育。

母乳喂养对母亲也有很多益处，如有助于妈妈们的子宫和产后体重的恢复、延长生育间隔、降低乳腺癌的发病风险等。母乳喂养的好处多多，母乳是任何食物都无法媲美的，因此准妈妈们应该多多了解母乳喂养的好处，坚定母乳喂养的决心。在母乳喂养的过程中，妈妈们可能会遇到很多的困难，如哺乳初期的乳头疼痛、频繁夜间哺乳的劳累、宝宝出牙之后可能会咬乳头，等等。

但是，伟大的妈妈们还是应该坚信母乳喂养的好处，坚定决心，坚持纯母乳喂养 6 个月，最好坚持母乳喂养到宝宝 2 周岁。

有的准妈妈担心母乳喂养使自己的乳房下垂。实际上，造成胸部变化的是怀孕，而不是哺乳。妊娠激素会使乳房变大，从而为泌乳做好准备。在怀孕、哺乳之后，有的人胸部变得丰满，有的人觉得胸部变小了也下垂了，还有的人觉得没有什么变化。可见怀孕和哺乳确实会改变妈妈们的乳房，但是却无法预测是哪一种。随着年龄的增长，妈妈们的乳房本身也会有变化。因此，这不应该是妈妈们需要担心的问题，更不应该是放弃母乳喂养的原因。

有的准妈妈说自己的乳房很小，担心会影响母乳喂养。其实，根本不用担心！乳房的大小和乳汁的多少毫无关系。乳房的大小主要是由胸部的脂肪含量决定的，而不是由泌乳组织的多少决定的。根据经验，小到中等的乳房更容易调整哺乳的姿势，宝宝也更容易衔乳。

有的准妈妈说，有一些朋友因为哺乳困难而放弃了母乳喂养，担心自己也一样。朋友母乳喂养失败，很可能是她们没有采用正确的母乳喂养方法，同时信心和决心不足。准妈妈们应避免重蹈覆辙，首先应多和那些成功进行母乳喂养的妈妈们交流，听听她们的经验，以她们为榜样。也可以咨询医生或专业的哺乳顾问，学习哺乳的姿势和技巧，以免宝宝出生后变得手忙脚乱。

要知道，绝大多数妈妈应该都可以用自己的乳汁喂养宝宝，真正无法成功母乳喂养的只是极少数。妈妈们应该消除心理上的顾虑，树立起母乳喂养的决心。

2. 乳房的准备

选择合适的内衣。 准妈妈的乳房从怀孕初期开始会慢慢变大，到孕中晚期胸部会明显变大，有的准妈妈会明显感觉到乳房肿胀，甚至会有乳汁分泌。

❖ 孕早期乳房变化不大，只需穿稍微宽松的内衣就可以了。

❖ 孕中晚期需要选择能完全罩住乳房并能有效支撑乳房底部和侧边、同时不挤压乳头的内衣，避免过于压迫乳头妨碍乳腺的发育。

❖ 建议选择穿符合以上要求的准妈妈专用内衣，有乳汁分泌的准妈妈可以在内衣上贴防溢乳垫。

❖ 千万不要穿紧身的、塑身的、挤压胸部或乳头的内衣。

检查乳房外形。 乳头扁平或凹陷是女性乳房缺陷的常见症状，也是很多准妈妈担心自己无法进行母乳喂养的重要原因。要想知道自己的乳头是否凹陷，可以用食指和拇指轻轻挤压乳晕两边。正常情况下乳头会突出，扁平的乳头不会有任何反应，凹陷的乳头则会缩回去。如果存在乳头扁平或凹陷，准妈妈也不用过于担心，真正不能成功哺乳的凹陷乳头是很少见的。发现自己可能存在乳头扁平或凹陷时，应去医院寻求医生的帮助，看是否需要治疗，切不可盲目进行按摩、挤压、牵拉等，以免伤害乳头和乳房。

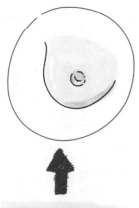

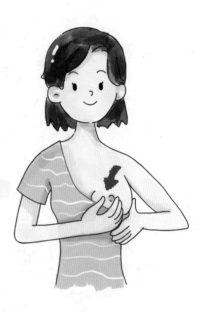

存在乳头扁平或凹陷时，应去医院寻求医生的帮助

3. 营养的准备

　　孕期平衡膳食和适宜的体重增长，使准妈妈身体有适当的脂肪储备和各种营养储备，有利于母乳喂养。正常情况下，孕期增重中有 3~4 千克的脂肪蓄积是为了产后泌乳储备能量的，母乳喂养可以消耗这些脂肪，有助于产后体重的恢复。特别要注意增加孕期钙、铁、碘的储备。每天摄入牛奶及奶制品 300~500 克以满足钙的需要；每周摄入 1~2 次动物血或肝脏，每次 20~50 克，以满足增加的铁需要；规律食用碘盐。

孕期妇女平衡膳食宝塔

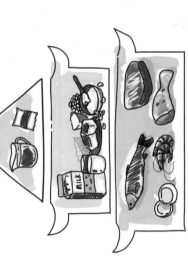

	孕中期	孕晚期
加碘食盐	5克	5克
油	25克	25克
奶类	300~500克	300~500克
大豆/坚果	20克/10克	20克/10克
鱼禽蛋肉类	150~200克	175~225克
畜禽鱼肉	50~75克	50~75克
鱼虾类	50~75克	75~100克
蛋类	50克	50克
每周1~2次动物血或肝脏		
蔬菜类	400~500克	400~500克
水果类	200~300克	200~350克
每周至少1次海藻类		
谷类	200~250克	225~275克
薯类	75克	75克
全谷物和杂豆	75~100克	75~125克
每天至少摄取130克碳水化合物的食物		
水	1700毫升	1700毫升

注：孕早期膳食量同备孕期

叶酸补充剂0.4毫克/天
贫血严重者在医生指导下补充铁剂
适度运动、经常户外活动
每周测量体重、维持孕期适宜增重
愉悦心情、充足睡眠
饮活净水、少喝含糖饮料
准备母乳喂养
不吸烟、远离二手烟
不饮酒

小贴士：

孕晚期一天食物建议量：谷类 225~275 克，薯类 75 克，其中全谷物和杂豆 75~125 克；蔬菜类 400~500 克，其中绿叶蔬菜或红黄色蔬菜占 2/3 以上，每周至少一次海藻类；水果类 200~350 克；鱼禽肉蛋类（含动物内脏）175~225 克；奶类 300~500 克；大豆 20 克，坚果 10 克；烹调用油 25 克，加碘食盐 5 克；饮水量 1700 毫升。

孕晚期一日食谱举例：

早餐：蛋炒饭（大米 50 克，黑米 25 克，鸡蛋 50 克，黄瓜 50 克，胡萝卜 25 克），豆浆（200 克），炝拌菠菜（菠菜 75 克）。

上午加餐：桃 100 克，酸奶 150 克。

午餐：杂粮馒头（小麦粉 50 克，玉米面 15 克，小米面 15 克），清蒸多宝鱼（多宝鱼 75 克，大葱 10 克），香菇油菜（香菇 25 克，油菜 75 克），冬瓜肉丝汤（冬瓜 50 克，肉丝 25 克）。

下午加餐：橘子 150 克，核桃 10 克。

晚餐：二米饭（大米 50 克，小米 25 克），蒸红薯（红薯 75 克），西红柿炖牛腩（牛腩 50 克，西红柿 50 克），蒜泥蒸茄子（茄子 100 克，大蒜 10 克）。

晚上加餐：牛奶 250 克。

备注：全天烹调用油 25 克，加碘食盐 5 克，饮水量 1700 毫升。

4. 物品的准备

很多准妈妈从孕期开始就疯狂囤货，各种母婴用品生怕自己买得不够全。其实，很多东西买回来之后都会闲置，那么到底有哪些东西是最值得买的呢？

乳头霜。乳头疼痛是常见的，几乎每一个妈妈都遇到过。喂奶初期，宝宝们尚未学会如何正确地衔乳或吸吮，纠正宝宝不正确的吃奶方式是解决乳头疼痛的根本途径。但是，在纠正宝宝吃奶方式的同时，可以选择一些安全的乳头霜来帮助乳头愈合，缓解乳头疼痛。因为乳头霜需要直接涂抹在乳头上，一定要选择没有添加剂、过敏原的产品。每次喂奶后轻轻地涂抹在乳头上，并在下一次喂奶之前轻轻用温水擦拭掉。

一次性防溢乳垫。防溢乳垫可以吸收两次喂奶之间和喂奶时另外一侧乳房流出的乳汁。把乳垫贴在内衣上，可以保持内衣的干燥。一般来说，漏奶只会发生在最开始的几周，所以不需要大量囤货。

哺乳文胸和哺乳衣。为了方便随时随地给宝宝哺乳，确保成功的母乳喂养，妈妈们需要准备几套换洗的哺乳文胸和哺乳衣。选择穿着宽松、舒适、便于解开哺乳口的内衣和衣服。

合适的吸奶器。对于特殊情况下亲喂有困难的妈妈，可以用吸奶器将乳汁吸出后喂给宝宝。对于乳汁较多，一侧乳房就可以让宝宝吃饱的妈妈来说，用吸奶器将另外一侧乳汁排空，可以保证妈妈维持泌乳量。对于职场妈妈来说，吸奶器更是不可缺少的。市场上的电动、手动吸奶器琳琅满目，每个人最适合的类型各不相同。建议先入手一款，如果使用之后觉得不合适再更换其他的，直到找到适合自己的。

二　新手妈妈如何正确进行母乳喂养

很多新手妈妈在刚开始面对母乳喂养的时候会手忙脚乱，如何顺利开奶，如何正确地进行母乳喂养呢？

1. 尽早开奶

宝宝出生后，妈妈应尽早开奶，让新生儿尽早开始吸吮乳头，获得初乳并进一步刺激泌乳、增加乳汁分泌。正常新生儿的第一次哺乳应该在产房开始，当新生儿娩出断脐、擦干羊水后，即可将其放在母亲身边，与母亲皮肤接触，并开始让新生儿分别吸吮两侧乳头各3~5分钟，可吸吮出初乳数毫升。初乳含有丰富的营养和免疫活性物质，有助于肠道功能的最初发展，并提供免疫保护，有利于预防新生儿过敏，降低发生新生儿黄疸、体重下降和低血糖的风险。

新生儿出生时，体内有一定的能量储备，可满足至少3天的代谢需求，因此开奶过程中不用担心新生儿饥饿，可以密切观察新生儿的体重，体重下降只要不超过出生体重的7%就应该坚持纯母乳喂养。在正常分娩的情况下，不宜添加白开水、糖水和奶粉，避免降低新生儿吸吮的积极性。

小贴士：

分娩后 7 天内分泌的乳汁称为初乳。初乳呈淡黄色，质地黏稠，含有丰富的营养和免疫活性物质，对宝宝来说非常珍贵，好处多多。

① 初乳含脂肪量少，富含碳水化合物、蛋白质，非常容易被消化，是宝宝最完美的第一餐。

② 初乳有通便的作用，促进宝宝排胎粪，带出过量胆红素，从而预防黄疸的发生。

③ 初乳含有免疫球蛋白、白细胞以及各种抗体，保护宝宝免受细菌和病毒的侵害，对宝宝来说是天然的、百分百安全的一剂疫苗。

④ 初乳有助于宝宝胃肠道功能的最初发展。初乳像是给宝宝的胃肠道加涂了一层保护膜，防止外来物质侵入，防止宝宝对妈妈摄入的食物有可能产生的过敏。

⑤ 让宝宝频繁吸吮初乳，不仅有助于宝宝吸收初乳的营养，还可以刺激乳房产生充足的成熟乳。

2. 掌握正确的母乳喂养方法

<u>喂奶前</u>。很多妈妈们在给宝宝母乳喂养之前，都要清洗下乳头，对于爱干净的妈妈，估计更是如此，甚至要先给乳头消毒，再用水清洗多次后，才给宝宝喂奶。这样做真的有必要吗？

其实，并不需要每次喂奶前都清洗乳头。

相信很多妈妈都有相同的体验：宝宝多次吸吮乳头之后，乳头会很痛，甚至会出现干裂。实际上，频繁用水清洗乳头也可能会导致乳头皲裂。乳头皮肤表面会有一层保护性油脂，如果频繁清洗，尤其是使用香皂或沐浴乳等清洗后，会导致乳头的保护性油脂流失，使得乳头易干燥，甚至出现乳头皲裂。

而且，月龄较小的宝宝晚上也需要喂奶，夜晚清洗乳头会影响妈妈的睡眠质量。

但这并不意味着不需要清洗乳头，保持乳头干净还是很必要的。建议清洗的时候采用温水，适当减少清洗次数，保持乳头润泽，防止皲裂。如果是温度较高、爱出汗的夏天，或是接触了不卫生的环境，应该在喂养宝宝前先清洗干净乳头。

喂奶时。推荐坐着喂奶，两侧乳房轮流喂，吸尽一侧再吸另一侧，如果一侧乳房乳汁量可以满足宝宝需求，需将另一侧乳汁吸空。

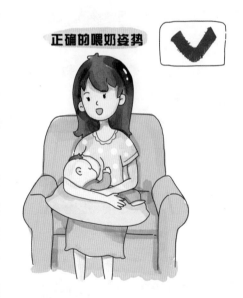

正确的喂奶姿势 ✔

喂奶时要注意宝宝正确的衔乳姿势。宝宝正确衔乳，既可以保证宝宝的吃奶效率，还可以避免对妈妈乳头的损伤。正确的衔乳姿势，应该是含住整个乳头和大部分的乳晕，而不是只含住乳头。如果喂奶时乳头明显疼痛，应注意衔乳姿势是否不对。

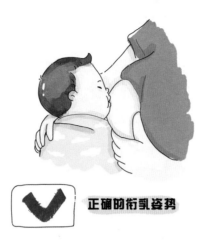

正确的衔乳姿势

喂奶时应注意吸尽一侧再吸另一侧，确保宝宝同时吃到"前奶"和"后奶"。顾名思义，"前奶"是指母乳喂养开始时，宝宝先吸出来的奶。"前奶"以后的母乳，即为"后奶"。二者有什么区别呢？"前奶"质地稀薄，含水分和蛋白质较多；"后奶"质地较浓稠且颜色较白，富含脂肪、乳糖和其他营养素。因此，"前奶"和"后奶"都很重要。在母乳喂养的时候，一定不要以为"前奶"没营养，而把"前奶"挤掉，也不要一侧乳房的乳汁未喂完就换到另一侧。应该让宝宝吃空一侧乳房的乳汁后再吃另一侧，以保证宝宝可以吃到"前奶"和"后奶"，获得更全面的营养。

喂奶后。 妈妈们在给宝宝母乳喂养时，看到宝宝"饱餐"后满足的样子，一定都甚感欣慰。但是，妈妈们不要以为喂完宝宝，"任务"就圆满完成了。哺乳之后也是需要注意一些事项的。

要注意正确移开乳头。很多时候，宝宝在吃奶的时候会睡着，不要让宝宝含着乳头睡觉，应该轻轻压住宝宝的颊部，宝宝松口后，让乳头滑脱出来，而不是生硬地把乳头拽出来。尤其是在宝宝长牙之后，如果生硬地拽出乳头，不仅会让妈妈感到疼痛，而且频繁拽乳头，会使乳头变细变长，影响乳头美感。

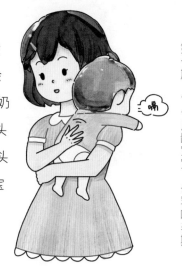

喂奶之后要给宝宝拍嗝儿。小月龄的宝宝在喂奶之后直接平放在床上，会出现溢奶的现象，所以妈妈们应该在喂奶之后给宝宝拍嗝儿。可用手托住宝宝的头颈部，慢慢将宝宝竖着抱起，将宝宝的头部轻轻放在妈妈肩膀上，再用手轻拍宝宝背部，待宝宝打嗝儿之后再放下宝宝。

如有乳汁剩余，可排空乳汁。宝宝吃够母乳之后，如果妈妈觉得乳房仍然有胀的感觉，还有乳汁剩余，可用吸奶器将乳房的乳汁排空，以减少乳汁淤积，促进乳汁分泌。

3. 注意母乳喂养的次数

3月龄内的婴儿胃容量较小，推荐按需喂养：婴儿饥饿时就哺乳，不必过于计较哺乳次数，每天6~8次或更多。

一般2月龄后，婴儿胃容量增大，妈妈一般可感知到婴儿进食规律的形成。母乳喂养就应当顺应婴儿胃肠道的发育和成熟过程，按需喂养向定时喂养模式递进。

三 剖宫产、早产……，这些特殊情况下如何进行母乳喂养

母乳喂养对宝宝的正常生长发育至关重要。"早接触、早吸

吮、早开奶"是顺利进行母乳喂养的重要方法之一。宝宝在出生后的吸吮反射较为强烈,让宝宝尽早吸吮乳头,有助于妈妈体内产生更多的催乳素和催产素,进而有利于乳汁分泌,也有助于宝宝尽早获得珍贵的初乳。但是在某些特殊情况下,母乳喂养并不是那么自然和简单,这些时候妈妈应该怎么做呢?

1. 剖宫产

剖宫产的妈妈在生产后由于身体虚弱,伤口疼痛,往往会延缓对宝宝的母乳喂养。实际上,剖宫产的妈妈也应该尝试着尽早地建立母乳喂养。

剖宫产的妈妈由于伤口尚未恢复,不能随意移动身体,可采取适宜的姿势给宝宝喂奶,同时注意避免宝宝碰到或压到妈妈的伤口。可在妈妈的身后放几个枕头支撑住妈妈的身体,帮助妈妈侧躺在床上,家人把宝宝面朝妈妈放在妈妈身边,妈妈可用胳膊搂住宝宝的头部,靠近自己的乳房,让其吸吮乳汁。

2. 早产

早产儿可能会由于合并一些严重的疾病,或由于体重过轻而住院治疗。孩子住院与母亲分离,就影响了母乳喂养的正常进行。那早产儿怎样才能坚持母乳喂养呢?

对于早产儿来说,生长发育速度比足月儿快,因此营养需求比足月儿更高;但是早产儿的消化道黏膜尚未发育成熟,而且肝脏、肾脏的功能也未尽完善,所以牛奶不易被消化吸收,还容易造成排泄困难,并引发其他病症。因此对于早产儿来说,母乳的优势更大，所以妈妈一定要想办法让孩子吃到母乳。

　　妈妈应尽可能地与早产儿接触，如果孩子住院的医院有母婴同室病房，妈妈一定要陪伴孩子住入母婴同室病房。

　　对于有吸吮能力的宝宝，可以直接地、尽早地让孩子吸吮母亲的乳头。喂奶时要注意正确的喂奶姿势，帮助孩子含吸住乳头及乳晕的大部分，这样可有效地刺激泌乳反射，使孩子能够较容易地吃到乳汁。宝宝和妈妈往往会在喂奶姿势和衔乳姿势上磨合很久，但是别气馁，宝宝总会给你惊喜的。仔细观察宝宝吸吮母乳能力的发展，增加宝宝直接吸吮母乳的次数。

　　对不能吸吮或吸吮力弱的宝宝，妈妈要按时将母乳挤出（至少每3小时一次），然后喂给宝宝。不管是用奶瓶、滴管、勺子、注射器，都要将乳汁从早产儿的嘴边慢慢地喂入，切不可过于急躁而使乳汁进入婴儿的气管中。

　　早产的宝宝吸吮能力往往是不足的，他们胃口小、容易累，但是需要的热量多，所以要多给早产的宝宝喂奶，一天应给早产儿喂12次奶左右。

3. 乳头凹陷

　　乳头凹陷，就是指乳头不能凸出而是向内凹陷。乳头凹陷的妈妈在母乳喂养的时候会比较困难，应该怎么办呢？

　　乳头凹陷也分"真"与"假"。如果是乳头退入在乳房内，牵拉也不能高出乳房皮肤，是"真性"乳头凹陷。如果乳头发育正常，只是乳头与皮肤在同一平面，没有凸出于乳晕，牵拉后可如正常人，是"假性"乳头凹陷。

如果是"假性"乳头凹陷，可采取以下措施尝试进行母乳喂养。

在每次母乳喂养之前，可先牵拉乳头，按摩乳晕来刺激泌乳反射，使得乳汁分泌更加顺畅，减少宝宝吮吸的难度。

也可采用吸奶器吸引乳头，利用负压把乳头吸出来。

注意不要在胀奶太厉害的时候喂养宝宝。乳房太胀会增加宝宝含住乳头和乳晕的难度。

另外，要保证宝宝采用正确的姿势和方法吸吮乳头。宝宝在吸吮的时候，应该同时含住乳头和大部分乳晕，吸吮乳晕会刺激母乳分泌，使宝宝更高效地获得乳汁。

小贴士：

有些情况下，并不适合进行母乳喂养。

患感染性疾病的妈妈们不宜哺乳。如产后产褥感染较为严重，呼吸道感染伴发热、梅毒、结核病活动期等。

病毒感染的妈妈们不宜哺乳。如患有甲肝，且处于急性期，具有较强的传染性。

乙肝病毒 DNA 阳性和大三阳的妈妈们，母乳喂养要谨慎。如果肝功能正常的情况下，在高效价乙肝免疫球蛋白和乙肝疫苗双重免疫下，可以给宝宝母乳喂养；如果肝功能不正常，则不建议哺乳。

患艾滋病的妈妈们，不宜哺乳。

患有一些严重乳房疾病的妈妈们，不宜哺乳。如急性乳腺炎、乳房脓肿、严重的乳头皲裂等，应暂时停止哺乳；待乳头或乳房恢复健康后，可再恢复母乳喂养。

患严重疾病的妈妈们不宜哺乳。如患有严重的心脏病。

妈妈们如果服用一些可能影响宝宝健康的药物，如长期服用抗癫痫类药物等，也应该停止哺乳。

宝宝如果存在一些疾病，如患半乳糖血症、苯丙酮尿症时，也应禁止给予母乳喂养。

如果存在上述情况，建议停止母乳喂养，选择质量合格的婴儿配方奶粉喂养宝宝。

四　人工喂养、母乳喂养大比拼

都说母乳喂养好，那么母乳喂养到底好在哪呢？先来看看母乳喂养对宝宝和妈妈都有哪些好处吧。

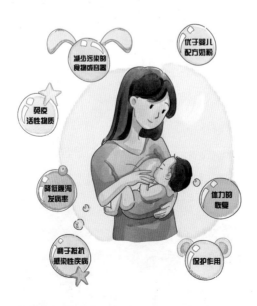

1. 母乳喂养好处多

母乳喂养除满足宝宝的营养需要外，还对宝宝有许多持续的健康好处。

① 母乳喂养可降低婴儿患感染性疾病的风险。

❖ 母乳喂养可减少或消除婴儿摄入或接触污染的食物及容器的机会。

❖ 母乳中含免疫活性物质可促进婴儿免疫系统的成熟，抵抗感染性疾病，特别是呼吸道及消化道的感染。

❖ 母乳喂养既可以显著降低婴儿腹泻的发病率，也可缩短腹泻的病程。

❖ 母乳喂养婴儿的坏死性肠炎发病率也显著低于用婴儿配方食品喂养的婴儿。

❖ 即使不是纯母乳喂养，亦具有一定的保护作用。只要用母乳喂养，孩子就可以受益。

❖ 母乳喂养还有利于抵抗肺炎、中耳炎、菌血症、脑膜炎及尿道感染等感染性疾病。

② 母乳喂养可以降低非感染性疾病及慢性疾病的风险。

母乳喂养可降低患溃疡性结肠炎、儿童期肥胖和肿瘤等疾病的危险性。

③ 母乳喂养有利于预防儿童过敏性疾病的发生。

母乳中所含的蛋白质大部分是婴儿的同种蛋白，不会被婴儿

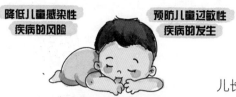

降低儿童感染性疾病的风险

预防儿童过敏性疾病的发生

带给宝宝巨大的舒适感和安全感

的免疫系统当作一种异种蛋白而导致过敏。

④ 母乳喂养可以降低婴儿长大后发生肥胖的危险。

⑤ 母乳喂养可以带给宝宝巨大的舒适感和安全感，增进母婴之间的感情。母乳喂养时，宝宝与妈妈的视线交流，有利于宝宝情感发育。

大多数人都知道母乳喂养对宝宝的益处，但母乳喂养对妈妈的好处却常常被忽略，甚至不为人知。实际上，母乳喂养能为妈妈带来很多短期和长期的益处。

① 宝宝的反复吸吮让妈妈的脑垂体释放催产素，这种激素不仅让乳房分泌乳汁给宝宝，同时也引起子宫收缩。由此产生的收缩防止产后出血，促进子宫恢复到非妊娠状态。

促进子宫恢复

② 母乳喂养的妈妈恢复月经的时间常常会延迟，经常可以好几个月没有月经，这种现象对母体保存铁有重大的好处，降低妈妈患缺铁性贫血的风险。而且经常达到自然避孕，保持一定的生育间隔，使每个宝宝得到最佳的生存保证，以及帮助妈妈在两次怀孕之间体力的恢复。

③ 帮助妈妈的产后恢复和减轻体重。生产乳汁是一个活跃的代谢过程，平均每天消耗能量 200~500 千卡。因此，母乳喂养的妈妈在消耗孕期存储的脂肪上更有优势。

④ 降低妊娠糖尿病妈妈的血糖水平，由于母乳喂养带来的最大体重减轻可能使妈妈后续患糖尿病的风险下降。

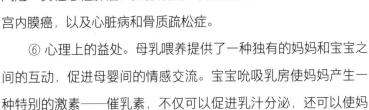

血糖水平

⑤ 母乳喂养至少可以减少三项严重疾病的风险：女性恶性肿瘤，如卵巢癌、乳腺癌和子宫内膜癌，以及心脏病和骨质疏松症。

⑥ 心理上的益处。母乳喂养提供了一种独有的妈妈和宝宝之间的互动，促进母婴间的情感交流。宝宝吮吸乳房使妈妈产生一种特别的激素——催乳素，不仅可以促进乳汁分泌，还可以使妈妈情绪稳定。母乳喂养可以帮助妈妈降低产后抑郁症的发病率。

正是因为母乳喂养具有以上种种优势，目前各种权威的指南都建议至少坚持纯母乳喂养 6 个月。那么与母乳相比，配方奶粉到底有哪些不足？

虽然婴儿配方奶粉都声称科学的配方设计和精细的工艺加工，但这样做也只能保证产品中部分营养素的数量和比例接近母乳，却无法模拟母乳中一整套完美独特的营养和生物活性成分体系，如低聚糖、铁蛋白和免疫球蛋白等很多未知的活性成分。对于消化系统尚未发育完善的宝宝来说，母乳的成分更容易消化，吃配方奶粉的宝宝更容易发生消化不良。由于配方奶粉中没有抗体，吃配方奶粉的宝宝与吃母乳的宝宝相比，抵抗力会差一些，更早或更容易生病。另外，配方奶粉冲调时需严格遵循水与奶粉的比例，冲调过稀容易导致宝宝营养不足，冲调过稠容易给宝宝带来过多的代谢负担。

母乳喂养的宝宝可以随母乳体验妈妈摄入的各种食物的味道，对宝宝饮食心理和接受各种天然食物有很大帮助，这也是配方奶粉无法模拟的。此外，母乳喂养过程和奶瓶喂养过程给予宝宝的心理和智力体验是完全不同的。

因此，虽然婴儿配方奶粉能基本满足 0~6 月龄婴儿生长发育的营养需求，但完全不能与母乳相媲美。6 月龄前放弃母乳喂养而选择婴儿配方奶粉，对宝宝的健康是不利的。能用自己的乳汁喂养对孩子、对自己都是好处多多。但是在某些情况下，例如，宝宝患有某些代谢性疾病，妈妈患有某些传染性或精神性疾病，妈妈因治疗疾病服用药物，或者经过各种努力后妈妈的乳汁仍然不足时，就应该考虑人工喂养了。建议首选适合于 6 月龄内婴儿的配方奶粉喂养，不能直接用普通液态奶、成人奶粉、蛋白粉、豆奶粉等喂养宝宝。

2. 母乳亲喂、奶瓶人乳喂养有何不同

有的妈妈会问，每天喂奶太辛苦了，可以把母乳泵出后用奶瓶喂给宝宝吗？

"母乳亲喂"是指妈妈让宝宝亲自吸吮自己的乳房获取母乳；而"奶瓶人乳喂养"是指将吸出的母乳放在奶瓶中喂养婴儿，这种情况已经不是传统意义上的母乳喂养。但是如今奶瓶人乳喂养是一种常见的母乳喂养方式。那么，奶瓶人乳喂养与母乳亲喂相比有哪些不同呢？

① 挤出来的母乳经过放置、储存，母乳中的一些营养成分会流失，如维生素 C、免疫活性物质等，还有一部分营养物质会黏附在奶瓶等容器的壁上而造成损失。

不过，即使是经过低温储存的母乳依然比配方奶粉要好。挤

出来的母乳由于脂肪酶还在持续工作，逐渐分解了乳汁里的脂肪成分，会导致乳汁的味道发生变化，有些宝宝会拒绝这个味道。

② 母乳亲喂能预防儿童肥胖的发生，而奶瓶人乳喂养会丧失这一优势。在直接进行母乳喂养时，宝宝对于乳汁的摄入量有更多的决定权，而奶瓶人乳喂养时，进食的时间和量更多地取决于喂养者，他们通常会鼓励宝宝把奶瓶中剩余的奶喝完，从而导致过度喂养。

直接进行母乳喂养时的乳汁有"前奶""后奶"，前奶稀薄，富含水分、蛋白质；后奶浓稠，富含脂肪、乳糖和其他营养素。挤出的母乳"前奶""后奶"混合在一起，可能会导致宝宝摄入更多的脂肪。

③ 吸奶对乳房的排空效率不如亲喂，长期将奶挤出来喂会导致泌乳量减少。

④ 还有一点，宝宝吃奶并不只是营养的需求，还有吸吮和情感的需求。母乳亲喂不仅可以满足宝宝吸吮的需求，还可以在宝宝和妈妈之间建立特殊的情感联系，增进母子感情，这是奶瓶人乳喂养无法具备的优势。

因此，只要条件允许，还是要尽量选择母乳亲喂。当妈妈无法亲喂时，奶瓶人乳喂养也是一种选择，至少还能吃到母乳，依然比喂养配方奶粉要好。

五　我的乳汁够吗？宝宝吃饱了吗

新手妈妈们缺乏经验，宝宝又不会通过说话来表达，于是妈妈们总是担心宝宝有没有吃饱。吃奶粉的宝宝可以通过吃奶量来判断宝宝有没有吃饱，吃母乳的宝宝比较难判断，下面有一些信号，可以帮助判断吃母乳的宝宝到底有没有吃饱。

喂奶前，妈妈的乳房会有胀满感，宝宝吃完母乳后，妈妈会感觉到母乳已排空，乳房松软。宝宝在吃母乳的时候，会发出有节律的吸吮声，并会有 10~15 分钟的连续吞咽声。这种情况下宝宝基本是可以吃到足够的母乳的。

如果妈妈母乳充足，宝宝每侧乳房吸吮 15~20 分钟就会放开乳头。宝宝吃饱后会停止哭闹，表情满足，自得其乐地玩一会儿，大一点的宝宝还可能对着妈妈笑，或者咿咿呀呀地发声。有的宝宝吃饱后会安静地入睡，并且可以连续睡 2~3 个小时，醒后也会表现出精神愉快。这种吃完奶之后是否有满足感是判断宝宝有没有吃饱一个非常重要的信号。

除了宝宝的情绪外，可以看宝宝的排便量，一般宝宝每天能尿湿 5~6 个纸尿裤，排黄色软便 1~2 次，可以说明宝宝是能吃饱的。如果排尿或排便次数过少，就说明吃得不够。

另外，也可称量宝宝的体重，看宝宝的体重是否有规律地增加。宝宝出生后的最初几天，会出现生理性体重下降，出生后 7~10 天就会恢复到出生体重。之后宝宝的体重会逐渐增加，宝宝出生 5~6 个月时，体重一般可以增加至出生时的 2 倍。如果宝宝在刚出生的 3 个月内，每月体重增长少于 500 克，就说明妈妈奶量不够或喂养不当，宝宝没有吃饱。

1. 吃不饱的信号

妈妈在喂奶时细心观察，如果出现了以下几个信号，那么说明宝宝是吃不饱的。

放下就醒，无法安睡。如果妈妈的乳汁不足，宝宝在吸奶时会非常费劲，可能吃着吃着就累得睡着了，但是睡一小会儿或者当妈妈移开乳头，宝宝便会醒来继续哭闹。这种情况往往提示妈妈的奶量不足，宝宝没有吃饱。

一边吃奶一边大哭。宝宝在吸吮的时候吸不出来会放声大哭，然后再用力去吸，吸了一会儿吸不出来又会哭，哭了又想再吃，始终舍不得放开乳头。宝宝在吸吮的时候，妈妈的另一个乳房不分泌乳汁，也说明母乳不够了。

听不到吞咽声。如果宝宝只是吸吮不发出吞咽的声音，或者吸吮多口才咽一次，说明妈妈的奶不是很多。如果宝宝吃完后还含着乳头不放，说明宝宝没有吃饱。

2. 增加泌乳量

发现自己奶量少、宝宝吃不饱，是新手妈妈们比较焦虑的事情。为了增加泌乳量，新手妈妈们使用了各种办法，似乎效果也不满意，那什么才是正确的办法呢？

新手妈妈的心情很重要。新手妈妈刚刚开始照顾宝宝，缺乏经验，当奶量少的时候，宝宝由于饥饿可能会哭闹，这更加重了妈妈的不安情绪，加上工作的压力，妈妈们往往会慢慢磨灭了自己喂养宝宝的信心。心理因素会直接兴奋或抑制大脑皮质来刺激或抑制催乳素及催产素的释放，也可通过神经—内分泌系统来影响调控，因此，妈妈的心理状态会直接影响乳汁的产出和排出。

曾有对400名妈妈进行研究的报道，结果发现随着妈妈抑郁程度的加重，催乳素水平降低；随着抑郁和焦虑程度的加重，产后泌乳始动时间越晚，泌乳量也越少。因此，妈妈应该在家人的关心支持下，舒缓心里的压力，保持愉悦的心情，树立自己母乳喂养宝宝的信心。

新手妈妈增加泌乳量也离不开宝宝的"帮助"。新手妈妈在分娩后，应该尽早让宝宝吮吸并增加吮吸的频率，一般建议24小时内至少吮吸10次；宝宝吮吸的时候还应该注意姿势，宝宝应该将乳头和乳晕的大部分同时含入口中，这样宝宝吮吸的时候能够充分挤压乳晕下的乳窦，促进乳汁的排出，同时，正确的吮吸姿势还能刺激乳头上的感觉神经末梢，促进乳汁反射，宝宝吸得多，妈妈的乳汁分泌也会越多。

新手妈妈应该注意营养搭配合理。充足的营养是妈妈泌乳的基础，应该保证妈妈日常膳食平衡，食物多样化，增加富含优质蛋白质及维生素A的动物性食物和海产品，选用碘盐。另外，妈妈每天摄入的水分也与乳汁分泌密切相关。妈妈应该每天多喝水，《中国居民膳食营养素参考摄入量（2023）》中建议妈妈每天的饮水量为2100毫升，加上膳食中的水总饮水量为3800毫升。妈妈除了多喝水，还应该在餐后多吃流质的食物，如鲜鱼汤、豆腐汤、鸡蛋汤、大豆花生排骨汤等，在喝汤的时候应该同时吃肉，并且不要喝多油的浓汤。

新手妈妈的日常生活规律也很重要。分娩已经耗费了很多体力，身体较虚弱，应该避免疲劳，每天保证8小时以上睡眠时间。

小贴士：

哺乳期间的妈妈们每天摄入的水量与乳汁的分泌量息息相关，因此建议产妇可以多喝一些汤水来增加泌乳量。但是，喝汤也是有讲究的。哺乳期的妈妈们应该怎么喝汤呢？

首先，喝汤要注意时间，不要在餐前喝太多汤。大家都知道，减肥的爱美女性可以在餐前喝汤，这样可以减少正餐的摄入，但是哺乳期间的妈妈们就不要在餐前喝汤了，因为妈妈需要充足的营养，而不是减肥。建议可以在餐前喝半碗汤，然后吃正餐到八九分饱的时候再喝些汤。

其次，不要只是喝汤，汤里的肉也要吃。很多人认为汤中溶解了食物的众多营养物质，应该是最有营养的部分。实际上，肉汤的营养成分远低于肉，应该在喝汤的时候同时吃肉。

再次，要有选择性地喝汤。哺乳期的妈妈要少喝脂肪太多的汤，因为脂肪容易使乳母产生饱腹感，降低食欲；另外，婴幼儿胃肠功能尚未发育成熟，还可能引起宝宝们消化不良性腹泻。因此，脂肪含量过高的排骨汤、浓鸡汤要少喝。那应该喝些什么汤呢？建议可以选择较清淡的鱼汤，蔬菜汤，豆腐汤也是不错的选择！

最后，补汤要有针对性。例如，如果乳母有些贫血，可以选择喝些富含铁的汤类，如猪肝蔬菜汤；如果乳母的泌乳量较少，可以选择喝些有助于催乳的汤类，如黄豆汤、花生汤、猪蹄汤等。

世界卫生组织建议纯母乳喂养到满 6 月龄，继续母乳喂养到 2 岁，新手妈妈应该做好心理准备，母乳喂养是一个长期但却益处多多的过程。如果经过各种努力和尝试，奶量依然不足的话，妈妈们也不要过于焦虑和自责，每天可以增加 1~2 次配方奶粉作为对母乳不足的补充。这样宝宝既可以享受到母乳喂养带来的益处，又可以吃饱。

六　哺乳期妈妈需要忌口吗

好不容易熬到了"卸货"，以为自己可以解放了，可是会有七大姑八大姨跳出来告诉你这个不能吃，那个不能吃……这个时候的妈妈是不是很崩溃呢？母乳喂养的确意味着妈妈们要付出更多的辛苦，也在各方面给妈妈增加了限制。当然，在妈妈们眼里，只要看到宝宝甜美的微笑和健康成长，所谓的"辛苦"、"限制"和"不自由"都是"甜蜜的负担"而已。那么，哺乳期真的需要忌口吗？到底应该怎么吃？

妈妈们每天吃进去的食物对乳汁的分泌和成分有一定的影响，进而影响到宝宝。除了食物多样化、平衡膳食、保证充足的营养外，妈妈们还应该注意什么，不要吃哪些食物呢？

哺乳期间，妈妈们不要接触含酒精的食物或饮品。

建议不生吃动物性食品，如生鱼片、醉虾、醉蟹等。

建议不吃或少吃腌制加工的食物。腌制加工的食物一般含有较多的盐分，在腌制的过程中，可能还存在卫生的问题。

建议少吃刺激性食物。如麻辣、冰冷的食物。

建议少喝浓茶、浓咖啡等使人神经兴奋的饮料。

建议少吃油炸、烧烤等食物。

除了食物外，妈妈们也要注意不随意服用药物。在妈妈们生病时，先不要自己乱服用药物。应该及时向医生咨询，并告知医生自己处于哺乳期，在医生的指导下合理选择药物。

如果患有急性感染性疾病或是其他严重疾病，需要大量使用药物，建议停止母乳喂养。

应该避免服用四环素、氯霉素、磺胺类、雌激素类药物。

如果服用治疗精神类药物或是抗惊厥药物，要监测宝宝是否有异常状况出现，如嗜睡。

如果一些药物没有明确的禁忌证或缺乏安全保证时，建议停止母乳喂养。

大多数药物是可以服用的，妈妈们不要过于担心或随意停止母乳喂养，但要注意服药时间。应该在哺乳刚刚结束后服用药物，并且尽可能地与下次哺乳时间间隔4小时以上。

那么哺乳期到底应该怎么吃呢？

哺乳期的营养不仅对乳母本身的健康有影响，还会影响乳母乳汁的分泌，进而关系着婴儿的生长发育。因此，乳母应该合理选择食物，做到均衡营养。

做到食物多样化。 食物包括谷类、薯类、蔬菜水果类、鱼禽肉蛋类、奶制品和豆类等。每类食物含有的营养均有所不同，每种食物都应该适量地摄入一些，并且应该品种多样。另外，在主食的选择上，可适当地选择粗粮。

哺乳期妇女平衡膳食宝塔

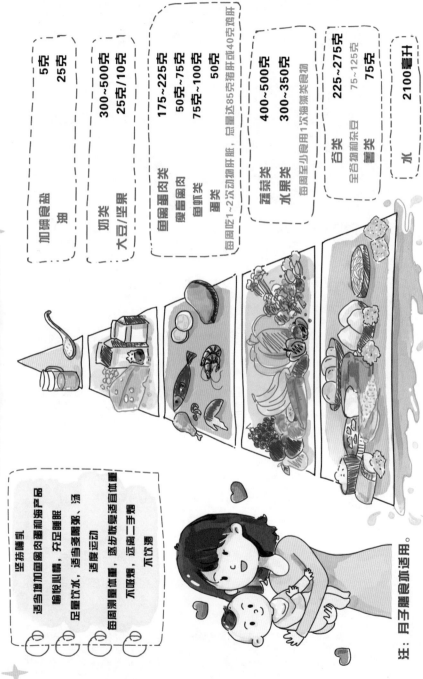

加碘食盐　5克
油　25克

奶类　300~500克
大豆/坚果　25克/10克

鱼禽蛋肉类　175~225克
畜禽鱼肉　50克~75克
鱼虾类　75克~100克
蛋类　50克
每周吃1~2次动物肝脏，总量达85克猪肝或40克鸡肝

蔬菜类　400~500克
水果类　300~350克
每周至少食用1次海藻类食物

谷类　225~275克
全谷物和杂豆　75~125克
薯类　75克

水　2100毫升

- 坚持哺乳
- 适当增加鱼禽蛋肉和海产品
  愉悦心情，充足睡眠
- 足量饮水，适当多喝粥、汤
  适度运动
- 每周测量体重，逐步恢复适宜体重
  不吸烟，远离二手烟
  不饮酒

注：月子膳食亦适用。

保证充足优质蛋白质的摄入。禽畜肉、鱼虾类、蛋类、奶制品等都是优质蛋白质的良好来源；对于素食主义的妈妈，可选择豆制品来保证蛋白质的摄入。

摄入丰富的钙。奶制品含有丰富的钙，妈妈应该每天摄入300~500毫升奶及奶制品；另外，虾米皮、小鱼、大豆等也含有较多的钙，应该注意选择此类食物。

注意补充含铁丰富的食物。猪牛羊等瘦肉、猪血、肝脏等含有丰富的铁；含维生素C丰富的食物也有助于铁的吸收，可注意补充柑橘、鲜枣等富含维生素C的食物。

摄入足够的新鲜蔬果和海藻类。新鲜蔬果中含有较多的维生素和矿物质，藻类食物含有较多的碘。

合理科学烹调食物。多选择能够最大限度保留食物营养素的烹调方式，如蒸、煮等。

清淡少调味料。妈妈应该保持清淡饮食，少吃高盐或是刺激性的食物。

七　便便，宝宝健康的晴雨表

在宝宝不会用语言来表达喜怒哀乐和日常需求的时候，学会从宝宝的表情、动作，甚至便便和尿液上观察宝宝的健康，这是非常重要的。

大部分父母会忽视宝宝的便便，便便虽然只是宝宝的一种排泄物，却能反映出宝宝的肠道状态。宝宝的肠道健康关系着营养吸收，从而会影响宝宝的生长发育。那怎么判断宝宝的便便是否正常呢？

宝宝的便便和喂养方式有一定的关系，我们先来了解下母乳喂养宝宝的便便。

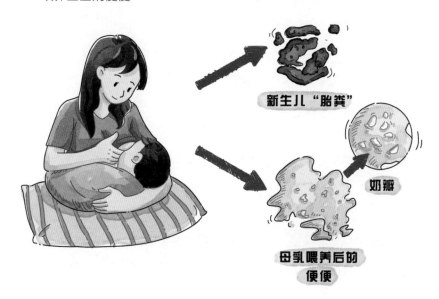

新生儿"胎粪"

奶瓣

母乳喂养后的便便

宝宝在出生 24 小时内一般会排出第一次便便，称作"胎粪"。胎粪一般为绿黑色、黏稠的物质，是宝宝还在妈妈子宫内时的肠内容物，出生后及时排出，是宝宝肠道生理功能可以正常发挥作用的标志。如果胎粪没有排出，需要医生给予检查。

在给予母乳喂养之后，宝宝逐渐开始排出正常的便便。从排便次数上看，新生儿的排便次数较多，食物进入胃里面后，肠道会出现反射性蠕动增加，每天可以达 5~6 次，但最多不能超过喂奶的次数。随着喂养天数和月龄的增加，排便次数逐渐减少，一般宝宝每天排便 1~4 次。从排便量上看，母乳的营养丰富且易被宝宝消化吸收，剩余的食物残渣较少，所以宝宝的便便量较少。从便便颜色上看，母乳喂养宝宝的便便一般呈现黄色或者淡黄色。从性状上看，便便质地均匀，比较稀，呈糊状。母乳喂养宝宝的便便没有太多气味，略有酸味而不臭。

宝宝的粪便中常常会有一些白色颗粒或瓣状物，俗称"奶瓣"，这是由于宝宝胃肠未发育完全以及消化道的消化酶还没有完全成熟的关系，导致脂肪、蛋白质消化不完全而排出于粪便中，这是正常现象，随着宝宝年龄增长这一现象便会消失，妈妈们可以放心。

爸爸妈妈需要仔细观察宝宝大便的次数、性状、气味等，以了解宝宝的身体状况。如果发现宝宝的大便不同于平常，应提高警惕。

1. 便秘

便秘是宝宝经常出现的情况，指的是宝宝的大便干硬导致排出困难，且排便间隔的时间比较久。当宝宝超过 2 天不排便，很多父母就开始着急想办法了，那究竟应该如何缓解宝宝便秘呢？

缓解宝宝便秘，要科学选择食物。对于母乳喂养的宝宝，一般很少发生便秘的情况；配方奶粉或混合喂养的宝宝出现便秘时，要检查一下给宝宝冲调奶粉的比例，如是否多加了一勺奶粉或未按照要求取一平勺的量，而是变成了一满勺；还要注意水温要适宜，不要过烫，一般与体温相近（与腕部内侧皮肤温度相近）。对于已经添加辅食的宝宝，建议给宝宝选择一些富含膳食纤维的蔬菜和水果，如红薯、南瓜、西蓝花、梨、蓝莓等。如果是 7~9 月龄的宝宝，可以将以上食物做成蔬菜汁或泥糊状，如红薯粥；对于 10~12 月龄的宝宝，可以喂小块的梨、胡萝卜；对于 13 月龄以上的宝宝，可以增加食物的黏稠度和块状的大小。

　　足量的水分摄入也有助于缓解宝宝便秘。对于 6 月龄的宝宝，一般每天喝 800 毫升的母乳；对于 7~12 月龄的宝宝，每天母乳的摄入量约为 630 毫升，还需要通过添加辅食或其他液体等补充的水分约 330 毫升。对于 1~2 岁的宝宝，每天母乳的摄入量约为 530 毫升，还需要从辅食或其他液体中补充水分 825 毫升。

　　按摩腹部，也是一个帮助宝宝缓解便秘的办法，简单易学且被很多父母验证有效。父母可将手暖热以后，放在宝宝肚脐周围，顺时针按摩 10 次，休息 3 分钟，再反复进行按摩几次。

　　较小的宝宝尚未学会走路，可以让宝宝平卧，握着宝宝的脚踝，帮助其做蹬自行车运动；如果是较大的宝宝，已经可以自己走路，可以多带宝宝进行户外活动，运动也是缓解便秘的方法之一。

2. "攒肚"与便秘

　　"攒肚"是一种民间的说法，指的是宝宝大便规律的改变。发生"攒肚"的宝宝大多是母乳喂养的宝宝，一般会在出生后 2 个月左右出现，大便突然从刚出生的一天几次变成了三四天甚至一周一次。这是由于宝宝消化系统逐渐完善，消化吸收功能变好，能对母乳充分地消化、吸收，因此每天产生的食物残渣很少，不足以刺激直肠产生排便反射，就出现了"攒肚"现象。

　　"攒肚"和便秘应该如何区分呢？首先应该看大便的性状。"攒肚"时的大便仍然是黄色软便或糊状便，而便秘时大便干结。其次，看宝宝的反应。"攒肚"的宝宝排便不费力，精神状态、食量、睡眠等情况一切正常；而便秘的宝宝排便费力，排便时哭闹，并伴有睡眠不安、烦躁等。最后，"攒肚"一般发生在 2~6 月龄母乳喂养的宝宝，而便秘多见于人工喂养、混合喂养以及已经添加了辅食的宝宝，并且在任何年龄段都可能出现。

通过以上的办法判断，如果宝宝是"攒肚"，则不需要特殊治疗，等宝宝大一些添加了辅食这一现象就会消失。平时爸爸妈妈们可以给宝宝做一些腹部的按摩，来促进宝宝排便。如果宝宝是便秘的话，则需要根据宝宝的年龄来处理，如腹部按摩、增加饮水量、多吃蔬菜、多运动等，必要时及时寻求医生的帮助。

3. 腹泻

宝宝腹泻是困扰很多家长的一个常见问题，宝宝腹泻的常见原因有微生物感染（病毒、细菌或细菌毒素）、食物过敏、乳糖不耐受等。

常见的引起宝宝腹泻的病毒有轮状病毒和诺如病毒等，通常伴有呕吐，大便为黄色水样便，不是很臭，病程具有自限性，一般三五天就能痊愈。这两种病毒都是通过粪—口途径传播，通俗来讲就是食物被粪便中的病毒污染所致，预防办法就是搞好个人卫生，勤给自己和宝宝洗手。

引起腹泻的常见细菌有沙门菌和弯曲杆菌等，如果是细菌感染导致的腹泻，可能不发生呕吐，腹泻会日渐加重，大便呈绿色，有黏液和血丝，臭味较重，通常伴有发烧，病程持续七天左右。沙门菌和弯曲杆菌广泛存在于生的动物性食品中，感染往往是因为给宝宝制作的食物被生鸡蛋、生鸡肉、生猪肉等食品中的细菌污染所致，常见原因是处理生食后没有洗手，或者刀具、砧板等没有生熟分开。

食物过敏常由牛奶、鸡蛋、鱼虾等食物引起，症状进展性加重，如果不脱离过敏原，病程会持续很久。这种腹泻的解决方式就是远离引起过敏的食物。

乳糖不耐受跟食物过敏的表现相似，需要通过给宝宝喝无乳糖的婴儿配方奶粉来缓解。

宝宝腹泻还可能因为胃肠道受到刺激而蠕动加快所致，如吃了过冷的食物。

八 各种营养补充剂，到底该给宝宝补什么呢

随着家长们对宝宝营养状况的关注，很多爸爸妈妈们对于"补"有着迷之热爱，总觉得宝宝缺这个缺那个，想着怎样给宝宝补一补。那么到底有哪些是需要给宝宝补的呢？

1. 维生素 D

维生素 D 可以维持血清钙和磷在正常范围内，维持神经肌肉功能正常和骨骼的健全。维生素 D 可在日光中紫外线照射下由皮肤合成，也可以通过膳食补充。

婴儿出生后生长发育很快，骨骼生长迅速，钙磷代谢活跃，需要维生素 D 参与调节。母乳中维生素 D 含量低，母乳喂养的宝宝不能通过母乳获得足量的维生素 D。

想让宝宝通过阳光照射获得足量维生素 D，需要做到以下几个方面：阳光充足，皮肤暴露范围足够，阳光暴露时间足够。显然这些要求受当地季节、纬度、环境污染等条件的影响。即使季节、气候等允许，也会担心阳光中的高能蓝光对宝宝视觉产生不利影响；而且宝宝皮肤娇嫩，过早暴露日光照射也可能会对宝宝皮肤造成损伤。

新生儿皮肤已经具备合成维生素 D 的能力，但是宝宝出生后往往得不到足够的日光照射机会，体内维生素 D 合成不足以满足生长发育的需要，很快会出现缺乏。相比较而言，补充维生素 D 难度小、可靠性高。每天 10 微克的维生素 D，即可满足宝宝在完全不接触日光照射情况下的维生素 D 的需要，对北方地区、冬季或梅雨季节的宝宝都是基本充足的。因此，《中国居民膳食指南（2022）》中建议，婴儿出生后数日应开始每天补充 10 微克维生素 D。

在宝宝出生后 2 周左右，采用维生素 D 油剂或乳化水剂，可以在母乳喂养前将滴剂定量滴到宝宝嘴里，然后再进行母乳喂养。对于每天口服补充维生素 D 有困难的，可以每周或每月口服一次相当剂量的维生素 D。

正规售卖的婴儿配方奶粉都是含有维生素 D 的，至于具体含量多少，家长可以查看一下配方奶粉的标签。一般而言，如果宝宝是靠配方奶粉喂养，每天喝奶量能达到 700 毫升，就可以从配方奶粉中摄取足够的维生素 D，也就不需要额外补充了。

混合喂养的宝宝，就需要家长根据所用配方奶粉的维生素 D 含量，以及自己宝宝每天喝配方奶粉的量来计算一下宝宝通过配方奶粉每天能摄入多少维生素 D，不足的就需要额外补充了。

2. 维生素A

维生素A是人体必需的一种脂溶性维生素，它对维持视觉功能，促进生长发育，促进免疫功能等具有重要作用。

至于添加维生素A的话，要看妈妈营养状况。《中国居民膳食营养素参考摄入量（2023版）》推荐，妈妈每天维生素A摄入量为1260微克维生素活性当量。

只要妈妈摄入富含维生素A的食物，宝宝一般不会有维生素A缺乏。如果妈妈膳食维生素A摄入不足，那就要在医生指导下，适量添加维生素A，切勿擅自添加，造成孩子维生素A过量，引起中毒。

喂养配方奶粉的宝宝，是不需要添加维生素A的，因为合乎标准的配方奶粉里面通常会强化维生素A、维生素D以及适量的其他维生素，来促进宝宝的正常生长发育和预防佝偻病。因此，不需要再额外补充。

3. 钙

大家都知道婴儿发育过程中需要大量的钙来满足骨骼生长的需要，所以很多家长会担心自己的宝宝缺钙，于是就给宝宝添加钙剂。有些家长甚至抱着"宁多勿少"的原则，即使宝宝不缺钙，也要补钙以防患于未然。这种做法对吗？

实际上，钙作为一种矿物质，在母乳中含量是比较高的。就像我们都知道牛奶含钙高，要多喝牛奶促进骨骼健康一样，人乳同样也是高钙食品，所以吃母乳的宝宝并不需要额外补充钙剂。

用配方奶粉喂养的婴儿也是一样，配方奶粉中同样含有足够的钙供宝宝使用，也不需要额外补充。要知道，婴儿摄入的钙并不是越多越好，过量的钙反而会给婴儿的身体造成严重伤害。

预防婴儿缺钙，正确的做法是合理补充维生素 D 而不是盲目补钙。

④ DHA

DHA，全称二十二碳六烯酸，是多不饱和脂肪酸的一种。DHA 是大脑和视网膜中一种具有重要结构功能的脂肪酸，DHA 可以促进大脑神经网络的形成和神经递质的释放，加快信息的传递速度，在婴儿的视觉发育中有着重要的作用。如果婴儿缺乏 DHA，会影响神经纤维和神经突触的发育，从而导致婴儿的注意力受损和认知障碍，也会引起视力异常，对明暗的辨别能力降低，视敏度的发育迟缓，对光信号刺激的注视时间延长，从而降低婴儿的反应能力和观察能力，看东西模糊。

对于早产儿来说，应该适当补充 DHA。这是因为早产儿的大脑中 DHA 含量较低，促使 α-亚麻酸转变成 DHA 的去饱和酶活力较低，而婴儿处于生长发育的高峰期，对 DHA 的需要量相对较大，所以可以额外补充。另外，人工喂养的婴儿也需要补充 DHA。这是因为人工喂养的婴儿的主要食物来源是牛乳及其他婴幼儿代乳品，牛乳中的 DHA 含量较低，不能满足婴儿的需要，所以婴幼儿的配方奶粉中可以适量添加 DHA，或是通过其他方式补充 DHA。许多国家，包括中国，已经批准将 DHA 作为营养食品添加剂。在《食品营养强化剂使用卫生标准》(GB 14880) 中，对婴幼儿配方奶粉中 DHA 的添加量也做了规范，即 DHA 的添加量范围应该是 0.4~1.8 克 / 千克，这只是一个推荐性的标准，而非强制性标准。

九　职场妈妈如何进行母乳喂养

母乳喂养，是妈妈们一项重要且艰巨的任务，对于职场妈妈来说，则更为不易。职场妈妈在产假结束后，如何继续给宝宝进行母乳喂养呢？

间接哺乳是一个可行的办法，但要注意采用科学的方法。所谓间接哺乳，指的是妈妈由于工作或其他事情等原因，不能保证在宝宝饥饿的时候直接喂养，而提前将母乳吸出来合理储存，采用奶瓶喂给宝宝。

每一瓶母乳都是极其珍贵的，它代表了妈妈们的付出，对宝宝而言，则是最完美的食物。因此，必须在吸奶、储存、加热等环节小心处理。

1. 吸奶

首先需要准备一个适合自己的吸奶器，手动、电动的都可以。

在吸奶前将双手洗净。对于足月、健康的宝宝来

吸奶

吸奶器

说，不需每次都将吸奶器消毒，可以将吸奶器的部件用奶瓶专用的清洗剂洗净，然后用热水冲净即可。如果宝宝生病住院了，那么建议在每次吸奶前将吸奶器彻底洗净后消毒。

2. 储存乳汁

用科学的方法储存母乳，让宝宝吃得健康又安全，需要注意以下几点。

① 挤出来的母乳，需要立即冷藏或冷冻起来。

② 选择合适的容器。保存母乳时，无论室温、冷藏或冷冻保存，都需要使用一次性储奶袋或储奶瓶，或者使用经过严格消毒的储奶瓶。冷冻保存时不要使用玻璃瓶，以防冻裂。母乳冷冻后会膨胀，所以不要将储奶瓶或储奶袋装得太满，使用储奶袋时还应该在封袋前将空气挤出。

③ 保存母乳时，要用记号笔在储奶袋或瓶子上详细记录挤奶的日期、时间及毫升数。

④ 母乳在冰箱里应该有单独的区域，不要将母乳和其他

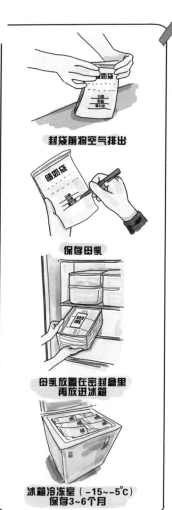

储存乳汁

封袋前将空气排出

保存母乳

母乳放置在密封盒里再放进冰箱

冰箱冷冻室（－15～－5℃）保存3~6个月

食物堆积在一起，可以将母乳放置在密封盒里之后再放进冰箱。

⑤ 为了减少浪费，可以根据宝宝平时喝奶的习惯和不同时间段的进食量，将母乳分装成 60~120 毫升不同的规格。

⑥ 不同的温度条件下，母乳可以保存的时间不同。

在 20~25℃室温下，将母乳容器加盖并放在阴凉处，可以保存 4 小时。

存储在便携式保鲜冰盒内（15℃），可以保存 24 小时。

存储在冰箱保鲜区（4℃左右）可以保存 48 小时。

存储在冰箱保鲜区，但经常开关冰箱门（4℃以上），可以保存 24 小时。

储存在冰箱冷冻室（-15~-5℃），可以保存 3~6 个月。

储存在低温冷冻冰箱（低于 -20℃），可以保存 6~12 个月。

3. 加热乳汁

经过冷冻的母乳如果处理得当，营养成分不会有太大的变化，加热后的冷冻母乳依然比配方奶粉要健康。用科学的方法加热冷冻后的母乳，需要注意以下几个方面。

① 解冻。最好是提前放入冰箱冷藏室缓慢解冻，母乳在冷藏室内解冻需要 8~12 小时。注意在冷藏室时间不要超过 24 小时。如果着急给宝宝喝，也可以常温解

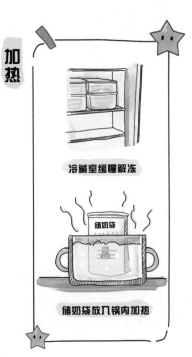

加热

冷藏室缓慢解冻

储奶袋

储奶袋放入锅内加热

冻或者放置在流动的冷水下解冻。

②　用流动的温水温热母乳几分钟，或者将装母乳的容器放进一锅温水中加热。先将储奶袋或储奶瓶中的母乳加热，再倒入喂养奶瓶。

③　不能直接加热母乳，不能将母乳加热至沸点。

④　不要用微波炉加热母乳。微波炉无法均匀地加热液体，可

小贴士：

保证泌乳量。很多妈妈在返回职场之后，由于白天不能频繁地给宝宝哺乳，奶量便会越来越少，这是母乳喂养提前结束一个非常重要的因素。为了能更长时间地坚持母乳喂养，妈妈在早上出门前和下午下班回家后都要给宝宝喂奶，如果条件允许的话，可以在午休时间或者其他休息时间回家给宝宝喂奶。如果一整天都不可以回家的话，应该在上班期间将乳汁吸出。可以按照在家里的哺乳间隔，如每2~3小时就将乳汁吸空，以保证泌乳量。

让宝宝提前适应奶瓶。很多母乳喂养的宝宝会抗拒奶瓶，但是当妈妈不在身边时，宝宝还是会慢慢接受用奶瓶吃奶。可以在返回职场前2周开始让宝宝练习使用奶瓶，这样在妈妈返回职场时大多数宝宝就可以接受奶瓶了。

照顾好自己。面对来自工作和宝宝的种种挑战，妈妈们也不要忽略自己。下班回家后，可以直接去卧室，躺下给宝宝喂奶，自己也可以休息一会儿。

能导致容器内有些地方温度太高，这还可能使母乳所含的一些营养物质流失。

⑤ 当母乳储存后，可能会分解成乳汁层和奶油层，这是正常现象。喂给宝宝前，先轻轻摇匀使奶油层重新分布。

⑥ 有时候解冻的母乳可能闻起来或尝起来有肥皂味，这是由母乳里脂肪的分解导致的。这样的母乳仍然是安全的，而且大多数宝宝仍然会喝。如果冷却或冷冻的母乳因高脂肪酶（酶能分解乳脂肪）的活性发出腐臭味，下一次挤出来后可以先隔水加热（至乳汁的边缘冒泡，不是沸腾），然后迅速冷却并冷冻，这样就会使脂肪酶失去活性。

⑦ 解冻后的母乳不可以再次冷冻。加热及喂养后剩余的母乳应丢弃，不能再次冷藏或冷冻。

✚ 乳房还是奶瓶，宝宝只爱一个怎么办

每个宝宝都有自己的脾气，有的宝宝特别喜欢母乳和妈妈的乳房，看到奶瓶就会心烦、哭闹；而有的宝宝比较"懒"，觉得吃奶瓶省力，不愿意费力吸母乳；等等。碰到以上这些情况应该怎么办呢？

1. 乳头错觉

母乳喂养的过程中，部分妈妈可能会由于一些原因，如工作出差或生病吃某些药而需要暂停亲喂宝宝，让家人给宝宝喂婴儿

配方奶粉或是自己把母乳吸出来后，让家人拿奶瓶喂养宝宝。但是，当自己想恢复亲喂的时候，发现宝宝不爱吃母乳了。这是为什么？

给宝宝使用奶瓶喂养的时候，会使宝宝产生"乳头错觉"。宝宝吸吮妈妈乳头的技巧和吸吮奶瓶奶嘴的技巧是不同的。奶瓶的奶嘴吸吮起来更容易，只需要双唇挤压奶嘴，就可以顺利地获得源源不断的奶，而吸吮妈妈的乳头时，需要嘴唇和舌头一起配合，将乳头和大部分乳晕一起吮吸进去，舌头也需要不断将乳头顶向硬腭，以保证顺利地有力挤压、吸吮乳头和乳晕，使得乳汁流出。所以，宝宝吸吮妈妈的乳头比吸吮奶瓶的奶嘴要花费更大的力气。

宝宝们也是喜欢"偷懒"的，当他习惯了简单的方式，自然也就不愿意接受困难的方式了。当出现这种情况时，妈妈们不要焦躁，应该保持积极的情绪，有足够的信心和耐心。因为情绪有可能会影响妈妈们乳汁的分泌，如果因情绪不佳而导致母乳减少，真是会雪上加霜呢！应该耐心地采取措施纠正，以恢复正常的母乳喂养，来尝试以下几招。

适时喂养。 不要等到宝宝很饿的时候再给予母乳喂养，因为宝宝太饥饿的时候会急于快速吃到奶。宝宝习惯了通过奶瓶容易地获得乳汁，会不想费力气去吮吸妈妈的乳头。

吸引宝宝的兴趣。 在喂奶之前可以先自己用手把乳汁挤出一些到宝宝的嘴边，宝宝感受到并闻到乳汁的气味后，可能会有兴趣去尝试吸吮妈妈的乳头，此时应把握机会多让宝宝吸吮，让宝宝多适应，重新"爱上"妈妈们的乳头。

要配合宝宝。宝宝只有采取正确的姿势吸吮乳头才能顺利吃到妈妈的乳汁，妈妈们应该采用合适的姿势配合宝宝，降低宝宝吃奶的难度。

与此同时，应该逐渐减少使用奶瓶的次数，直至不再使用奶瓶喂养宝宝。

2. 宝宝不用奶瓶怎么办

还有一些情况，如妈妈要返回职场，不得不给宝宝用奶瓶吃奶，可是却发现宝宝只喜欢妈妈的乳房，这对妈妈来说应该是一件开心的事情，因为这说明自己的母乳亲喂得到了宝宝的肯定和喜欢。但是不吃奶瓶却愁坏了妈妈们，怕宝宝饿肚子，这个时候应该怎么办呢？

首先多尝试形状、材质（橡胶或硅胶）和孔径大小不同的奶嘴，找出宝宝接受的那种；在喂奶之前用温水冲奶嘴，使其接近体温。或者用小勺子一口一口喂，这样可能会辛苦一些，好长时间才能喂一点，但也是一个办法，持续到宝宝适应改变为止。

如果是喂养配方奶粉，可以尝试更换奶粉的品牌，找到宝宝可以接受的那种。如果是喂养母乳，母乳在储存过程中可能会因为脂肪的分解而发生味道的变化。

不要等宝宝饿了或在宝宝哭闹的时候喂，不要强行将奶嘴推入宝宝的口中，可以把奶嘴靠近宝宝的嘴唇，让他自己将奶嘴吸入嘴里。

尝试不同的喂奶姿势，喂奶时可以把妈妈的一件衣服包在宝宝身上。

　　假如短时间内这些方法都不奏效，只要体重没有什么问题，也不用太担心，宝宝饿的话肯定会吃的。职场妈妈下班之后第一时间给宝宝喂奶，事实上很多宝宝在妈妈上班之后会集中在夜间频繁吃奶，以便补充白天减少的量。

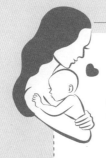

第二篇
7~12月龄宝宝：辅食添加期

　　对于7~12月龄的宝宝，母乳仍然是重要的营养来源，此阶段应该继续母乳喂养，宝宝可以从母乳中获得各种重要营养素，还有抗体、母乳低聚糖等免疫保护因子。但是，此阶段只靠母乳已经不能完全满足宝宝对能量和营养的需求，所以必须开始添加其他营养丰富的食物，即开始添加辅食。宝宝满6月龄后需要开始逐渐添加各种食物，辅食添加应从富含铁的泥糊状食物开始，如强化铁的米粉、肉泥等，每次只引入一种新食物，逐渐达到食物多样化，食物状态也从泥糊状逐渐过渡到固体食物；宝宝1岁前辅食应单独制作，多选用蒸、煮等烹调方式，辅食不添加盐、糖等调味品；同时注重饮食卫生和进食安全。提倡回应性喂养，帮助其形成健康的饮食习惯。在辅食添加的过程中有哪些注意事项？哪些东西能吃哪些东西不能吃？是不是该断夜奶了？如何安排宝宝一天的辅食和母乳？……本篇将对爸爸妈妈们关心的这些问题进行解答。

一 6个月以后的乳汁就没有营养了，这是真的吗

很多家长认为6个月以后的母乳没有什么营养，"6个月以后的母乳营养像水一样"这种说法是对的吗？

随着母乳喂养的时间延长，母乳的营养成分确实有所变化，母乳可分为初乳、过渡乳、成熟乳。初乳，是分娩后7天内分泌的乳汁。过渡乳，是分娩后7~14天分泌的乳汁。成熟乳，是指分娩14天后分泌的乳汁。让我们来看看不同时期母乳营养成分的变化吧。

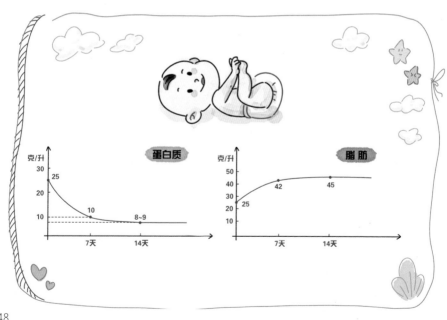

从蛋白质含量上看，初乳蛋白质含量一般在 20~30 克／升，是成熟乳的 2~3 倍，母乳蛋白质含量会随着泌乳期的延长而逐渐下降，但到成熟乳阶段基本达到稳定状态；具有生物学功能的免疫球蛋白和细胞因子也会有所差异，如乳铁蛋白随着泌乳期的延长也会有所下降；溶菌酶，具有抑制肠道致病菌生长的作用，在产后第 1 天的初乳中含量最高，第 2 天会迅速下降。然而随着母乳逐渐成熟，溶菌酶在 12 个月时开始逐渐增加。

从脂肪含量上看，从初乳到过渡乳、成熟乳，脂肪含量有所增加；从脂肪组成上看，初乳，尤其是分娩后前 2 天内分泌的乳汁中饱和脂肪酸相对较低，不饱和脂肪酸相对较高，随着泌乳期的延长，多不饱和脂肪酸开始下降。另外，母乳中的脂肪酸成分受妈妈们营养状况和膳食习惯等因素的影响相对较大。

从碳水化合物含量上看，母乳在各阶段的变化不大，在过渡乳阶段趋于稳定。

从矿物质含量上看，主要矿物质如钙、磷、镁、钾、钠等含量相对稳定，碘和硒受妈妈膳食的影响较大。

从维生素含量上看，维生素 A 在母乳中的变化会受妈妈们膳食的影响；而母乳中维生素 D 含量很低，不受影响。

6 个月后母乳属于成熟乳，其所含的能量、蛋白质等营养成分基本趋于稳定的平衡状态，满 6 月龄的宝宝仍然可以继续从母乳中获得能量、优质蛋白质、钙等重要营养素，继续母乳喂养还可以为宝宝提供增强免疫力的免疫保护因子，有助于减少宝宝腹泻、肺炎等感染性疾病，减少食物过敏，还有助于促进其远期的健康。另外，继续母乳喂养还有助于促进母子间的情感交流。

因此，"6 个月以后的母乳营养像水一样"这种说法是不对的。6 月龄之后的宝宝，应该继续坚持母乳喂养，坚持到 2 周岁甚至更长时间。

对于 7~12 月龄的宝宝，应该每天给予母乳喂养 4 次，每天给予 600 毫升母乳；13~24 月龄幼儿应该每天喝母乳 500 毫升。如果母亲由于工作或其他原因不能继续母乳喂养，可以选择将母乳泵出后喂养，或者选用与月龄段相匹配的婴幼儿配方奶粉，而不要选用普通鲜奶或牛奶，以免增加婴幼儿的肾脏负担。

随着宝宝的生长发育，对营养的需求增加，单纯的母乳喂养已不能满足其需求。因此，满 6 月龄的宝宝需要在继续母乳喂养的基础上，科学合理地添加辅食。

二　宝宝的第一口辅食，你需要了解的那些事儿

随着宝宝一天天长大，母乳或配方奶粉已经不能满足宝宝的需要，这个时候就需要添加辅食了。如何解决宝宝的吃饭问题，也成了爸爸妈妈的头等大事。但是添加辅食并不是一件随随便便、简简单单的事情，这其中可是大有学问呢！对于什么时候添加辅食，添加什么辅食等，很多新手爸妈们肯定是一头雾水并十分困惑，下面我们就来看一看，关于宝宝的第一口辅食，你需要了解的那些事情吧！

什么时候给宝宝添加辅食最合适呢？ 对于这个问题，世界

卫生组织、联合国儿童基金会、中国营养学会等权威机构都给出了统一的答案，那就是：满6月龄（180天）是添加辅食的最佳时机。为什么是满6月龄呢？一方面，6个月之后的母乳或配方奶粉已经无法再为宝宝提供足够的能量、铁、锌、维生素A等营养素，这时就需要引入各种营养丰富的食物；另一方面，满6月龄的宝宝，消化系统、口腔、神经和运动系统都已经做好了迎接辅食的准备。辅食添加得太早，宝宝的消化系统还不成熟，容易发生胃肠不适，容易导致后续的喂养困难；母乳中含有许多免疫因子，母乳喂养的宝宝具有更强的免疫力，而过早添加辅食则会降低宝宝的抗感染能力；过早添加辅食还有可能增加宝宝发生食物过敏的概率。辅食添加得太晚，会增加宝宝营养素缺乏的风险，导致营养不良或各种营养缺乏性疾病。有一些宝宝可能由于疾病等各种特殊情况而需要提前或者推迟添加辅食，这种情况必须要在医生的指导下选择辅食添加时间，但是一定不能早于满4月龄，并在满6月龄后尽快添加。

什么时候添加辅食，除了看宝宝是否达到月龄之外，还需要观察宝宝是否出现了需要添加辅食的信号。这些信号包括：宝宝体重达到出生时2倍；宝宝能够较好地独坐或扶坐；独坐或扶坐时头部可以自由地转动；大人吃饭时会表现出明显的兴趣，如看着大人吃饭会流口水、会探着身子向食物靠近或者直接伸手去抓食物等；除了表现出对食物的兴趣，还会用扭头、紧闭嘴巴等动作来拒绝食物或表达自己已经吃饱。细心的爸爸妈妈们如果发现宝宝已经做好了迎接辅食的准备，就可以着手为宝宝准备辅食啦！

第一次吃辅食，应该吃什么呢？ 这大概是每一个新手爸爸妈妈都会关心的问题。根据宝宝的生理特征，第一次添加辅食应该选择富含铁的泥糊状食物，首选为婴儿米粉。婴儿米粉是一种营养非常丰富的配方食品，专门为宝宝设计，在大米的基础上，根据婴儿需要添加了铁、锌、钙、维生素 A、维生素 D、维生素 C、B 族维生素、DHA 等多种营养素，又不容易引起过敏，是宝宝首选的辅食。不少爸爸妈妈担心食品安全问题选择自制米粉，自制米粉虽然能在一定程度上让父母更加放心，但是，自制米粉成分及口味均较单一，营养成分较为单一，容易导致宝宝营养素的摄入不足。因此，还是需要购买市售的婴儿米粉来满足宝宝需要。

婴儿米粉应该怎么喂给宝宝吃呢？ 首先，用母乳、配方奶粉或水将米粉冲调成稍稀的泥糊状（判断标准是，能用小勺舀起而不会很快滴落）。其次，选择一把大小合适的小勺。宝宝刚开始学习接受小勺喂养时，只会舔吮，甚至将食物推出、吐出，需要慢慢练习。可以用小勺舀起少量米糊放在宝宝一侧嘴角让其舔吮。切忌将小勺直接塞进宝宝嘴里，使宝宝有窒息感，产生不良的进食体验。第一次只需尝试 1 小勺，第一天可以尝试 1~2 次，根据宝宝的情况逐渐增加进食量或进食次数。最后，需要注意的是，不要在辅食中添加糖、盐等调味品，还要注意食物的温度合适，不能太烫或太冷等。

宝宝第一次尝试辅食，可能会因为不适应而拒绝进食。这是因为辅食需要咀嚼、吞咽，而不只是宝宝习惯的吸吮；辅食也不同于母乳的口味，这些都需要宝宝慢慢熟悉和练习。等宝宝适应了米粉，就可以循序渐进地添加其他食物了。因此，在添加辅食的过程当中，需要爸爸妈妈们保持耐心，积极鼓励，反复尝试，多给宝宝一些时间去接受辅食，去成长吧！

三　如何给宝宝添加辅食

学会给宝宝科学地添加辅食，是每一位爸爸妈妈需要完成的功课。爸爸妈妈们不仅需要掌握添加辅食的基本原则，学会挑选作为辅食的食物，还应该会观察及判断宝宝是否适应新的辅食，以及学会应对不爱吃辅食宝宝的技巧。下面我们就来看一下这些问题的答案吧！

1. 给宝宝添加辅食的基本原则有哪些

首先，要注意添加辅食的顺序。

由一种到多种。 每次只添加一种新食物，要从单一食物开始，逐步添加混合食物。

由少到多。 要先少量添加辅食，逐渐增加次数和数量。

由稀到稠。 要先从比较稀的液体食物开始，逐步过渡到黏稠的食物，最后是固体食物。

由细到粗。 从泥糊状食物逐渐过渡到半固体或固体食物。

首先，最初添加辅食的时候，可以选择强化铁的婴儿米粉，用母乳或是婴幼儿配方奶粉或水冲调至泥糊状（判断的标准是小勺舀起来后，不会很快地滴落下来），适应之后，可以再添加蛋黄泥、肉泥等。7~9 月龄婴儿的辅食应从泥糊状逐渐过渡至有小颗粒的米粥、煮烂的面条、肉末和碎菜。10~12 月龄的婴儿应该开始锻炼牙齿的咀嚼能力，由泥糊状食物过渡到颗粒状食物，如软饭、碎菜、稠粥等。13~24 月龄的幼儿可以进食煮熟的大块蔬菜、水果片，尝试进食成人的饭菜。

其次，要注意添加辅食的过渡时间。一般添加新品种的食物之前，要使婴儿有一个适应的过程，一般为 1 周。每添加一种新的辅食应密切观察是否有呕吐、腹泻、皮疹等不良反应，适应一种食物之后再添加新的食物。

再次，要在婴幼儿的消化功能正常的时候添加辅食，不要在婴幼儿腹泻的时候盲目添加辅食。

最后，要注意辅食的调味，不要添加糖、盐和其他调味品。

2. 有哪些食物适合作为宝宝的辅食呢

给宝宝添加辅食，应该选择安全、优质、新鲜的食物，但不必追求高价、稀有。给宝宝添加辅食，应该循序渐进，逐渐引入新的食物。

先来看看适合婴幼儿的辅食应该满足的条件：

❖ 富含能量，以及蛋白质、铁、锌、钙、维生素 A 等多种营养素。

❖ 不添加盐、糖，以及其他刺激性调味品。

❖ 质地适合不同年龄的宝宝；宝宝喜欢。

❖ 当地生产且价格合理、家庭可负担，如本地生产的鱼、肉、禽、蛋类、新鲜蔬菜和水果等。

对于 7~9 月龄的宝宝，可以吃强化铁的婴儿米粉，蛋黄（如果蛋黄适应良好可以尝试蛋白）、肉禽鱼、谷物类、蔬菜、水果。如果宝宝的辅食以植物性食物为主，需要额外添加 5~10 克油脂。辅食质地可以从开始的泥糊状逐渐过渡到 9 月龄时带有小颗粒的厚粥、烂面、肉末、碎菜等。

10~12 月龄的宝宝，应保证摄入足量的动物性食品，每天 1 个鸡蛋加 1 两肉禽鱼，一定的谷物类，蔬菜、水果的量以宝宝的需要而定。辅食质地应该比前期加厚、加粗，带有一定的小颗粒，并可尝试块状的食物。10 月龄开始可以尝试香蕉、土豆等比较软的手抓食物，12 月龄时可以尝试黄瓜条、苹果片等较硬的块状食物。

在给宝宝添加新辅食的时候，父母们应该仔细观察，看宝宝是否可以适应。

③ 如何判断宝宝是否适应新添加的辅食呢

① 观察宝宝的胃肠道反应，看宝宝有没有出现呕吐、腹泻的反应，还要看宝宝排泄的便便是否是黄色、松软的正常大便。

② 观察宝宝的面部、颈部、耳部的皮肤，看是否有皮肤充血、湿疹、瘙痒等症状。

③ 观察宝宝的呼吸是否顺畅，如果喉部水肿等导致呼吸不畅，很有可能是对食物过敏。

④ 观察宝宝的精神状态及情绪，如果宝宝出现疲乏等状态，也有可能是由于食物过敏而导致头昏、头痛。

⑤ 触摸宝宝的手心，嗅闻宝宝的口气味道，如果宝宝手心发热、口部有些味道，很有可能是宝宝不能消化吸收新添加的辅食，

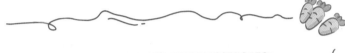

宝宝不适应新辅食的反应

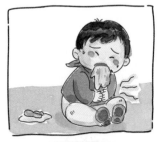

呕吐、腹泻

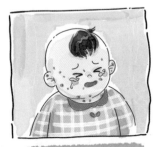

面部、颈部、耳部皮肤
充血、湿疹、瘙痒等

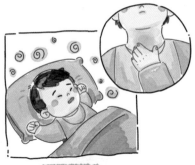

喉部水肿
呼吸不畅

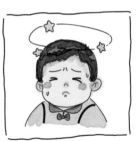

疲乏、头昏、头痛

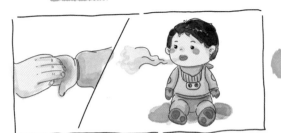

手心发热
有口气

导致便秘，出现了积食的症状。

如果宝宝出现了上述不良反应和症状，也就是不适应新添加的辅食，应该及时停止喂养，等到不适的症状消失后再给予少量食物开始尝试，若仍旧有不良反应，应咨询医生，寻找原因，判断是否是某种食物过敏。

如果宝宝抗拒辅食，又该怎么办呢

在给宝宝添加辅食的过程中，宝宝可能会有拒绝进食的表现，但不能因此而放弃添加辅食。辅食需要咀嚼、吞咽，而不只是吸吮；辅食不同于母乳的口味，这些都需要宝宝慢慢熟悉和练习。因此，添加辅食时，家长应保持耐心，积极鼓励，反复尝试。此外，家长们也需要掌握一些喂养技巧。

每次喂养时先让宝宝尝试新的食物。

将新添加的辅食与宝宝熟悉的食物混合。刚开始添加辅食时，可选择强化铁的婴儿米粉，用母乳、配方奶粉冲调成稍稀的泥糊状（能用小勺舀起而不会很快滴落）。待宝宝适应了米粉之后，再在米粉中加入蛋黄等。

四 宝宝的辅食能加油、盐吗

很多家长会疑问，给宝宝制作辅食的时候，用不用加油和盐呢？如何添加呢？

1. 油

从满 6 月龄开始添加辅食的时候开始，就应该给宝宝添加食用油。

食用油包括植物油和动物油，其营养物质主要是脂肪，不仅提供能量以及必需脂肪酸，也是维生素 E 的重要来源，对宝宝的生长发育起着重要作用。常见的植物油，如花生油、大豆油、菜籽油、橄榄油等；常见的动物油，如猪油、奶油、鱼油等。动物油和植物油的主要区别是含有的脂肪酸比例不同：动物油（除鱼油外）一般含较多的饱和脂肪酸，鱼油中主要含有不饱和脂肪酸，如 EPA（即二十碳五烯酸），以及 DHA（即二十二碳六烯酸）。不同的植物油脂肪酸比例也存在差异，如橄榄油、茶油、菜籽油中的单不饱和脂肪酸含量较高，葵花籽油、玉米油等亚油酸（必需脂肪酸）含量较高，亚麻籽油中富含必需脂肪酸 α－亚麻酸。以上各种脂肪酸由于结构的不同，所具有的功能也不同。必需脂肪酸包括亚油酸和 α－亚麻酸，是构成细胞膜磷脂的主要成分，还是前列腺素合成的前体，具有参与胆固醇代谢的作用，如果缺乏会影响机体的免疫力、伤口愈合、视力、脑功能及心血管健康。EPA 和 DHA，是 n-3 系列多不饱和脂肪酸的主要来源；DHA 是视网膜光受体中最丰富的多不饱和脂肪酸，是维持视紫红质正常功能所必需的，另外，DHA 还具有促进胎儿大脑发育的作用。EPA则具有降低胆固醇和甘油三酯的作用，可以降低血液黏稠度，预防动脉粥样硬化等心血管疾病。

在给宝宝辅食中添加食用油时，应注意以下几点：

应适量添加植物油，推荐以富含 α - 亚麻酸的植物油为首选，如亚麻籽油、核桃油等。

6~12 月龄的宝宝，每天可以额外添加 5~10 克食用油，可以将油滴在各种辅食中，如泥糊、粥、面条等。12 月龄以上的宝宝，每天可以额外添加 20~25 克食用油，这个阶段的宝宝可以吃的食物种类更加丰富，可以用油炒蔬菜和肉给宝宝吃。

应该经常更换食用油的种类，而不要单一食用一种油。

2. 盐

从孩子开始添加辅食起，有的家长就开始纠结是否该给孩子吃盐了。有的家长担心不加盐辅食没味道，孩子会不爱吃，还有很多老一辈认为孩子不吃盐会没劲……于是有的家庭早早地就给孩子的辅食加了盐。那么，孩子到底能不能吃盐呢？

1 周岁以内孩子的辅食不需要加盐。孩子辅食不需要放盐，并不是因为孩子不需要钠，而是因为周岁内的孩子可以通过奶（母乳或者配方奶粉）以及辅食满足钠的需求。《中国居民膳食指南（2022）》中明确指出，母乳中的钠含量可以满足 6 月龄内孩子的需要。7~12 月龄的孩子可以从天然食物中，主要是动物性食物中获得钠，如 1 个鸡蛋含钠 71 毫克，100 克瘦猪肉含钠 65 毫克，100 克新鲜海虾含钠 119 毫克，加上从奶中获得的钠，可以达到 7~12 月龄婴儿钠的适宜摄入量，350 毫克 / 天。

1~3 岁孩子的饭菜需不需要加盐，还是应该看孩子是否能够通过食物获得充足的钠。1~3 岁的孩子钠的适宜摄入量是 700 毫克 / 天。与周岁内的孩子相比，1~3 岁的孩子食量相对增加，通过食物摄入的钠也相应地增加。再加上孩子会逐渐尝试其他家庭成员的膳食，钠的摄入量就大大增加了。另外，1 岁后的孩子都或多或少地会吃一些加工食品，如饼干、糕点等，这些食物在加工时不仅会加盐，有的还会加入含钠的辅料，这会让孩子不知不觉就摄入过量的钠。因此，单独给孩子准备的饭菜无须加盐。

孩子的饭菜不加盐，对孩子来说好处多多。淡口味的食物不仅有利于提高孩子对不同天然食物口味的接受度，减少偏食、挑食的风险；还可以降低儿童期及成人期患肥胖、糖尿病、高血压、心血管疾病的风险。

有的家长担心饭菜不加盐，孩子会不爱吃，实际上，家长们不应该以自己的口味来猜测孩子的口味。家长们觉得没有味道的东西，不代表孩子也不爱吃。孩子的味觉、嗅觉还在形成过程中，保持淡口味有利于提高孩子对不同天然食物的接受度，享受食物本来的味道。在制作辅食时可以添加一些天然的"调味品"，如自制的番茄酱、虾皮粉、鱼松、肉松等。小一点的孩子可以用自制的番茄酱来蒸肉末、肝泥，或者用孩子喜欢的母乳、奶粉来制作南瓜母乳泥、土豆母乳泥；大一点的孩子可以用自制的番茄酱、虾皮粉、鱼松、肉松添加到面或者粥里吃。

因此 3 岁内的孩子，应该以不加盐及其他调味品的清淡饮食为主。在给孩子选择加工食品时，家长们要仔细阅读食物标签，尽量选择无添加的食品。

五　　成品辅食与自制辅食比较，哪个更好

　　如何喂养宝宝永远是家长谈论的主要话题。商场里卖的成品辅食好，还是爸爸妈妈自制的辅食好？就这个问题，家长们众说纷纭，各有各的看法。成品辅食方便，自制辅食新鲜，到底哪个更好呢？

　　实际上，这个问题并没有固定的答案。成品辅食和自制辅食都有各自的优点，也有各自需要的注意事项。下面我们就来分别看一下成品辅食和自制辅食吧！

1. 成品辅食

　　与自制辅食相比，成品辅食有以下优点。

　　① 方便、省时、省事。有时候家长们可能没有时间制作辅食，或者出门游玩时不方便自制辅食，或者想给宝宝添加某些当地不容易获得的食材等，这些时候就可以购买成品辅食。

　　② 成品辅食的营养可能更全面。成品辅食一般会在普通食物的基础上，根据婴儿的需要添加了多种营养素。

　　③ 有的时候家庭自制的辅食可能不够细腻。如肝泥，自制的肝泥总会有一些小颗粒，而成品的肝泥就细腻得多，更适合辅食添加初期的宝宝。

　　④ 有一些辅食制作难度较大，如肉松、鱼松、肝粉等，这些不妨就直接购买成品辅食了。

　　目前市面上成品辅食花样繁多，家长们选购时应注意以下几点。

　　① 选择正规厂家的产品。

② 商品在保质期内。

③ 选择纯水果、蔬菜或肉等制作的辅食，不选择原材料不明的辅食。

④ 仔细阅读食品标签，选择不添加糖、盐的辅食。

⑤ 根据宝宝的月龄选择合适的辅食。

②. 自制辅食

自己给宝宝制作辅食，一是可以保证食材的新鲜、现做现吃，二是没有任何添加剂，妈妈们更安心。而且自己给宝宝制作辅食可以给妈妈带来心理上的满足，看着孩子狼吞虎咽地吃着自己做的饭，那种幸福感和满足感是给孩子吃任何成品辅食都无法替代的。

在给宝宝制作辅食的过程中，食材选择和烹饪方式等都和成人有所区别，需要注意些什么呢？

① 注意食材的选择和清洗。应该给宝宝选择新鲜、优质且安全的食物原材料，在选购后要择洗干净，将食材的核、籽、外皮等去除，用清水浸泡后，再用流水冲洗干净。

② 注意烹饪和盛放器具的干净、卫生。在制作辅食前，应该将案板、刀具、锅铲等都清洗干净；在盛放辅食前，将宝宝的碗、勺等清洗干净。在做辅食的时候，家长也需要仔细清洗自己的双手。所有器具要做到生熟分开，切生肉的案板、刀具等都要单独使用，熟食也不要和生的食物保存放在一起，以避免交叉感染。

③ 注意烹饪方式。油炸、烧烤类食物不适合宝宝食用。油炸类食物含有过多的脂肪，宝宝消化吸收功能正在发育中，过多的脂肪会给宝宝消化系统增加负担。烧烤类食物在烹饪时会产生很

多有害物质，不利于宝宝的健康。同时，油炸和烧烤还会损失食物中的营养素，掩盖食物本身的味道。所以，给宝宝做辅食还是应该以蒸、煮、炖等方式为宜，避免或减少使用油炸等方式，减少营养素流失；食物应该经过高温煮熟煮透，杀灭可能存在的病原微生物。

④ 注意单独制作，添加调味料时应注意。对于未满 1 岁的宝宝，制作辅食时不用加盐，可加植物油；对于满 1 岁的宝宝，可不加盐或少量添加盐，并且少糖，避免刺激性调味料。所以不要拿大人的菜肴给宝宝吃，而应该给宝宝单独制作。

⑤ 避免可能产生意外的食物或食材。较大颗粒状的食物，如坚果；胶冻状食物，如年糕、果冻等，可能误吸入宝宝气管而发生危险；过烫的食物可能会烫伤宝宝。

⑥ 注意现做现吃，不剩菜剩饭不浪费。给宝宝做饭的时候要考虑到宝宝的食量，应该吃多少做多少，尽量不剩菜剩饭，如果有剩余的辅食建议丢弃，不要再给宝宝二次食用。

⑦ 注意食物的冷藏保存。给宝宝做辅食时的半成品，建议要密封后放入冰箱冷藏或冷冻保存，以减少细菌的滋长。

六　米汤、果汁、蜂蜜水，等等，宝宝能不能吃

随着宝宝逐渐尝试各种食物，家长们在面对各种食物时不免疑问："这个适合宝宝吃吗？"如果爸爸妈妈和家中的长辈们意见

不合，更是免不了一番争执……下面我们就来看看几种常见却不适合给宝宝吃的食物吧！

1. 米汤

不少婴儿家长喜欢给宝宝喝米汤，特别是老年人，认为米汤有营养、好消化、还养胃，特别适合较弱的婴儿，真是这样吗？

事实上，米汤并不适合用来喂养婴儿。

首先，米汤的成分绝大部分是水，外加少量碳水化合物，营养成分较少且单一。婴儿胃容量小，但对能量和营养物质的需求量高。稀的米汤能量和营养密度非常低，喝了以后不能为婴儿提供充足的能量和营养，还会影响其他食物的摄入，不利于婴儿健康发育。

其次，米汤营养不高，却会含有从大米中溶出的砷。砷对人体多个器官都有损害，包括心血管、呼吸、神经、生殖及免疫系统等，对婴儿的影响更大。有些家长喜欢用米汤代替水来给宝宝冲调奶粉，认为能增加营养。但实际上这种做法对营养没多大提升，却会额外增加宝宝对砷这种有害物质的摄入。因此，也不建议用米汤代替水来给婴儿冲调奶粉。

2. 蜂蜜水

蜂蜜含有多种营养成分，还具有润肠通便的作用，因此有些婴儿家长会给宝宝喝点蜂蜜水缓解便秘，认为很安全，无毒副作用。

但事实并非如此，1岁以内婴儿是不应该食用蜂蜜的。原因是蜂蜜在产生过程中容易污染肉毒杆菌芽孢，这种芽孢在适宜的条件下可以复苏生长并产生毒素。一般成年人的肠道环境并不适宜芽孢复苏，因此即使吃蜂蜜也并无大碍。但婴儿消化道还很稚嫩，发育尚不健全，肠道菌群不成熟，肉毒杆菌芽孢就可能发芽生长，并产生肉毒毒素，危害婴儿健康，甚至危及生命。婴儿中毒可能出现便秘、困倦、食欲减退、喂哺困难、哭声微弱等表现，严重时可发生死亡。世界上先后发生过很多起因食用蜂蜜导致的婴儿死亡事件。因此，为保护婴儿健康，防患于未然，各国普遍建议或警告 1 岁以内的婴儿勿食蜂蜜。

3. 果汁

近来，美国儿科学会指出，果汁对于 1 岁以内的婴幼儿没有营养价值，不建议在食物中添加。取而代之的应该是母乳和其他婴幼儿专用食品。宝宝喝果汁应该是 1 岁以后的事儿。

那么，为什么 1 岁以下的宝宝不建议喝果汁呢？

① 果汁中果肉成分的营养价值毋庸置疑。但对于 1 岁以下的宝宝，尚处于身体生长发育初期，其消化系统的发育尚不成熟，唯有从母乳（或婴儿配方奶粉）中才能摄取最利于其机体吸收的营养成分，果汁中的营养成分价值有限。

② 研究表明，儿童的超重肥胖问题应从小抓起。果汁中除了水果的营养成分之外，企业为了提高口感，往往会添加精制糖及其他添加剂。这种隐形的"糖摄入"极大地增加了宝宝们脂肪堆积的风险。《中国儿童肥胖报告》中指出，到 2030 年，我国 0~7 岁儿童超重肥胖检出率将达到 6%，7~18 岁学龄儿童的超重肥胖检出率将达到 28%。因此，切莫让果汁成为儿童肥胖的推手！

③1岁之前是宝宝牙齿刚刚开始生长的时期，一旦摄入果汁等饮品，其中的糖分将极大地影响宝宝的口腔健康。要知道，给1岁以下的宝宝刷牙是极其"艰难"的事情。

因此，为了宝宝的健康成长，1岁之前"隔离"果汁可谓是明智之举。

七　怎么给宝宝喝水

俗话说，水是生命之源。对于新手爸妈来说，如何给宝宝喝水也是一个问题。应该什么时候开始给宝宝喝水？应该给宝宝喝多少水、喝什么样的水呢？

1. 宝宝什么时候可以喝水呢

我们都知道，应该坚持对6月龄内婴儿给予纯母乳喂养。关于纯母乳喂养，相信很多妈妈都认为只要没有给宝宝喂配方奶粉，宝宝喝的奶都是母乳就算纯母乳喂养。实际上，这样理解是错误的。纯母乳喂养不仅仅是只给宝宝喝母乳，不喝配方奶粉，还应不给宝宝喂任何其他液体或固体食物，甚至是水（药物、矿物质、维生素的滴剂或糖浆除外）。而在母乳喂养的同时，尽管不喂配方奶粉，但给宝宝喂了水、果汁、蔬菜汁等，那就不能算是纯母乳喂养了，只能算作是主要母乳喂养。

因此，从纯母乳喂养的定义就可以知道这个阶段的宝宝是不需要喝水的。这是为什么呢？母乳中85%~90%都是水，尤其是宝宝吮吮时先流出的前奶含水分尤为丰富。6月龄内宝宝平均每天喝母乳 750 毫升，通过母乳补充的水分可满足宝宝的需要。有的妈妈仍质疑：那夏天天气热，宝宝渴了也不需要喝水吗？如果宝宝渴了，再给予宝宝母乳喂养来补充水分就可以了。如果宝宝发烧或腹泻需要及时补充水分的时候，增加母乳喂养的次数就可以了。

所以给宝宝喝水是满 6 月龄之后的事儿了。等宝宝满 6 月龄，开始吃辅食之后，就应该给宝宝喝水了。

2. 那么需要给宝宝喝多少水，又该喝什么样的水呢

对于 7~12 月龄的宝宝，每天母乳的摄入量约为 600 毫升，还需要通过添加辅食或其他液体等补充的水约 300 毫升。对于 1~2 岁宝宝，每天母乳的摄入量约为 500 毫升，还需要从辅食或其他液体中补充水分 800 毫升。

在给宝宝喝水时，应该选择将水烧开后，放置至温度适宜后给宝宝喝。但是目前大家对饮用水卫生和质量的问题越来越关注，而婴幼儿作为重点保护对象，小宝宝们的饮用水问题也是让众多新手爸妈担忧不已。母婴市场上逐渐出现了新产品：婴幼儿饮用水。那么，婴幼儿真的要喝专用水吗？

世界卫生组织 *Nutrients in Drinking Water* 一书中，来自营养、医学和科学等多领域专家对婴幼儿饮用水问题做出了阐述。由于与婴幼儿体重相比，其摄入量相当巨大而且摄入时间长，饮用水中的营养矿物质浓度可能对婴幼儿摄入的微量元素和矿物质总量有重大影响，对出生后前几个月用配方奶粉喂养的婴儿影响更为严重。因此，婴幼儿饮用水问题确实值得引起关注。世界卫

生组织建议不要以低矿物质水作为长期主导饮用水，因为有可能会导致某些矿物质的缺乏，但水中的过高矿物浓度会增加婴幼儿的肾溶质负荷。对于婴幼儿饮用水中钠的标准，德国儿科学会营养委员会提倡钠＜ 20 毫克／升，法国食品卫生安全署提倡钙＜ 100 毫克／升、氟＜ 0.5 毫克／升、硫酸盐＜ 140 毫克／升，瑞士儿科学会提倡镁＜ 40 毫克／升，保加利亚儿科专家提倡溶解性总固体＜ 100 毫克／升。

以市面上出售的某种婴幼儿饮用水为例，其营养成分表上标注：钾含量为 0.35~7 毫克／升，钠 0.8~20.0 毫克／升，钙 4.0~20 毫克／升，镁 0.5~10 毫克／升，偏硅酸 1.8~50.0 毫克／升，溶解性固体 20~100 毫克／升。这种婴幼儿饮用水的矿物质含量确实符合各国的标准。但一般婴幼儿饮用水 1 升装售价在 8~10 元，是普通瓶装水价格的 5 倍，有条件的父母可以选择这种饮用水。

那我们日常的生活饮用水是否可以呢？其实，只要生活区所在地的饮用水达标，煮沸的自来水在正常情况下是可以满足婴幼儿日常饮用的。但是，生活饮用水的卫生和质量因地区分布而异，受水来源地区的各种因素，如土壤质量等影响较大，如果当地生活饮用水的水质存在安全隐患、某种矿物质超标或缺乏，那就要慎重选择饮用水了。

③ 如何培养孩子喝白开水的习惯呢

首先，家长应该充分认识和了解到喝白开水的重要性，为孩子灌输水与健康的知识，引导孩子主动饮水。

其次，家长要树立榜样的作用。家长对孩子的影响具有潜移默化的作用，家长应该在日常生活中养成喝白开水的习惯，让孩子耳濡目染，主动喝白开水。

不喝含糖饮料。含糖饮料会增加儿童龋齿、肥胖的危险；另外，经常喝含糖饮料还会让孩子形成对糖的嗜爱。家长要避免在家中给孩子准备含糖饮料，并通过教育让孩子认识到含糖饮料的危害，尽量不喝含糖饮料。

要在家中常备白开水。家中应该经常准备好白开水，让孩子能够很容易地就可以获得白开水。

八　戒不掉的夜奶

夜奶是很多妈妈在母乳喂养期间都会遇到的一种情况，自从有了娃，睡整夜觉似乎成了妄想，因为即使是在夜间，妈妈们也要按照宝宝的需求进行哺乳。那么，到底什么是夜奶呢？夜奶需要断吗？又该如何给宝宝断夜奶呢？

夜奶是指宝宝晚上醒来需要吃奶，不给吃就哭闹、无法继续入睡的现象。对于几个月的婴儿来说，夜奶是很正常的现象，尤其对于母乳喂养的宝宝，夜奶更是非常常见的。

对于新生儿来说，由于胃容量比较小，这个阶段的哺乳没有昼夜之分，宝宝饿了就需要进行哺乳，一般间隔 2~3 个小时哺乳一次，全天需要哺乳 10~12 次甚至更多。

随着宝宝逐渐长大，胃容量也随之增大，而且宝宝会逐渐形成自己的睡眠规律，这个时候夜间一般按照宝宝的需要进行哺乳就可以了。根据不同宝宝的习惯，夜奶的情况也不同。有的宝宝在 6 月龄左右就可以连续睡 6 个小时以上，夜间只需要哺乳 1 次甚至不需要哺乳。正常情况下，1 岁左右的宝宝就应该逐渐停止喂夜奶了。而有的宝宝频繁夜奶的现象会一直持续，这种情况多见于母乳喂养的宝宝。这种情况下，应该怎么办呢？到底需不需要断夜奶？

实际上，对于是否需要断夜奶，目前也是有不一致的意见。对于反对夜奶的原因，一般是以下几点：增加龋齿的发病风险、加重宝宝肠胃的负担、影响宝宝的休息从而影响宝宝的生长发育、影响妈妈和其他家人的休息等。

夜奶真的会增加龋齿的发病风险吗？ 其实龋齿的发生跟很多因素有关，并不是单单一个吃奶的原因。母乳喂养导致龋齿的可能性比配方奶粉低很多，因为配方奶粉中的含糖量更高。比起夜奶，大人对宝宝口腔保健的关注情况更会影响宝宝龋齿的发生。所以，这个问题不是母乳喂养的妈妈需要考虑的。

夜奶会增加宝宝肠胃的负担吗？ 有的家长为了让宝宝夜间不吃奶，会在睡前给宝宝喂大量的辅食，或者一大瓶配方奶粉，来让宝宝好好地睡一大觉。实际上，恰恰相反，这种做法才会增加宝宝肠胃的负担，而夜间母乳喂养不会。相比于辅食和配方奶粉，母乳更加容易消化和吸收，而消化大量的辅食和配方奶粉，需要胃肠道长时间的持续工作。

夜奶会影响宝宝的睡眠吗？ 这个需要看情况。有的宝宝吃夜奶的时候，并没有完全醒来，相信很多妈妈都有这样的经历：宝宝迷迷糊糊地要奶吃，只要吃一小会儿之后就会继续睡了，好像并没有真正醒来。这也是母乳宝宝吃夜奶的常态。如果夜奶并没有明显影响到宝宝的睡眠以及生长发育情况，其实这也不是一个需要担心的因素。但是如果夜奶影响到了宝宝的休息，白天没有精力；甚至身高、体重明显落后于正常标准，那么就需要想办法戒掉夜奶，保证宝宝夜间的睡眠。

夜奶会影响妈妈和其他家人的休息吗？ 就像刚刚提到的，吃夜奶的宝宝似乎并没有完全醒来，其实妈妈也一样。很多时候，宝宝和妈妈之间会形成一种默契，会在"半睡半醒"之间完成喂奶和吃奶。妈妈的睡眠可能也并不会受到太大的影响。毕竟，即使不喂夜奶，妈妈们晚上也是会醒来几次，看看宝宝的被子是否盖好、看看纸尿裤是否需要更换等。

其实，很多妈妈是很享受夜奶这件事情的，因为很多妈妈白天都要上班，只有晚上才可以好好陪宝宝。夜奶是完全属于母子二人的，不受任何打扰，而只属于二人的亲密时光真的很短暂、也很珍贵。等宝宝长大了，就再也没有了，很多妈妈断奶后反而心里会失落。那些惯用的宁肯挤掉也不能喂、让宝宝持续哭闹也不喂的做法，实际上是不利于宝宝的情感体验，也不利于亲子关系的。因此，与其费尽心思地断夜奶，不妨接受它、享受它。因为，宝宝很快就会长大，不吃夜奶的。

如果想减少宝宝吃夜奶的次数，可以尝试以下几个方法：

白天让宝宝吃饱。很多宝宝白天的时候只顾着玩，吃奶、吃辅食可能不足。这样，到了晚上，宝宝就会想将缺少的补上。因此，一定要在白天的时候将宝宝喂饱。

多多陪伴宝宝。夜奶在很大程度上是宝宝的心理需求，因为白天没有得到妈妈的陪伴和哺喂，会在夜间更加需要妈妈。所以妈妈在下班回家要尽可能地陪伴宝宝，在休假时也要尽可能多地陪伴宝宝。

妈妈睡觉之前给宝宝喂母乳。妈妈在睡觉之前可以轻轻将宝宝摇醒，让宝宝吃母乳，以免妈妈刚睡醒就被宝宝吵醒，这样妈妈晚上可以少醒一次。

宝宝半夜醒来，可以先试着轻拍他，哄他睡。如果实在不行，再给他喝奶，看看是否可以逐渐减少夜奶次数。

九 宝宝的身高、体重越高越好吗

宝妈们在带宝宝外出活动时，总喜欢聚在一起聊天，聊得最多的就是宝宝的身高和体重，并进行比较。宝宝体重身长稍落后点（在正常范围）的宝妈开始着急，想着是不是宝宝吃得太少了。虽然身高和体重是判断宝宝生长发育状况的良好指标，但是妈妈们也不要盲目地和周围同月龄的宝宝攀比，或是追求生长发育标准的最高值。其实婴幼儿的生长发育只要符合正常的生长曲线就可以了。

宝宝的身高和体重的变化和出生体重、遗传因素、喂养方式等都有一定的关系，不同宝宝的生长速度、趋势和轨迹都会有所差别。

每个婴儿出生体重不同，由于遗传和环境因素的影响，出生后增长速度和生长轨迹都不可能一样。在喂养得当、营养充分、健康良好的情况下，儿童的生长发育水平有一定的分布范围。生长曲线和参考值是基于大部分儿童的生长发育数据推算的范围，是群体研究的结果。

母乳喂养的宝宝体重增长的速度可能反而低于婴儿配方奶粉喂养的宝宝，但这并不意味着婴儿配方奶粉比母乳好，实际上，母乳喂养下宝宝的这种生长模式更有利于其今后甚至成年后的健康。

每一个儿童都会有自己的生长曲线。其曲线一般都会处于推荐的参考范围内，但并不是每个儿童的生长曲线一定处于平均水平或上游水平。参考值的上限指的是同龄儿童中处于上游 2% 或 3% 的水平，显然不能是所有的儿童都处于这样的水平。大部分儿童的生长指标都会比较接近均值或中位数（P50）水平，但均值或中位数水平也不是每个儿童的生长目标。因此，评价某个儿童的生长时，应将他/她现在的情况与以往的情况进行比较，尤其是以其出生时的状况为基准，观察其发育状态，才更有意义。

妈妈们判断宝宝生长发育情况的时候，一定要结合宝宝自身的情况，动态地观察，只要在正常生长曲线的轨迹之内即可。

妈妈们可以在家或是社区卫生服务中心等医疗机构测量宝宝的体重和身长，了解宝宝的生长发育情况，科学地喂养宝宝。

✚ 如何安排宝宝一天的辅食和母乳

婴儿满 6 月龄时，胃肠道等消化器官已相对发育完善，可消化母乳以外的多样化食物。同时，婴儿的口腔运动，味觉、嗅觉、触觉等感知觉，以及心理、认知和行为能力也已准备好接受新的食物。而且婴儿满 6 月龄后，纯母乳喂养已无法满足宝宝快速生长发育的需要，需要在继续母乳喂养的基础上，给宝宝添加辅食，引入各种营养丰富的食物。此时，应该如何添加辅食，怎么给宝宝安排一天的膳食呢？

1. 7~9月龄宝宝一日食物安排

这个阶段的宝宝多数已萌出切牙，具有一定的咀嚼、吞咽能力，消化能力也在提高，可以用辅食代替1~2次母乳。宝宝刚刚开始接触辅食，需要循序渐进，逐渐增加辅食的种类和次数。

继续母乳喂养。这个阶段的母乳仍然是宝宝营养的主要来源，每天母乳喂养至少3~4次，为婴儿提供600毫升以上的奶量。

辅食添加。在辅食的种类和性状上，7~9月龄的宝宝应该以

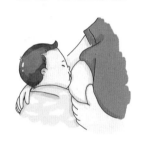

母乳喂养

每天母乳喂养3~4次，提供600毫升以上奶量

添加辅食

泥糊状食物为主，如米粉、菜泥、肉泥、水果泥等。优先添加富含铁的食物，逐渐达到每天至少1个蛋黄以及25克肉禽鱼，谷物类不低于20克，蔬菜、水果类各25~100克。婴儿辅食以谷物类、蔬菜水果等植物性食物为主时应额外添加5~10克油脂，首选植物油。

**每天至少1个蛋黄以及25克肉禽鱼
谷物类不低于20克
蔬菜、水果类各25~100克**

7~9月龄宝宝一日食物量

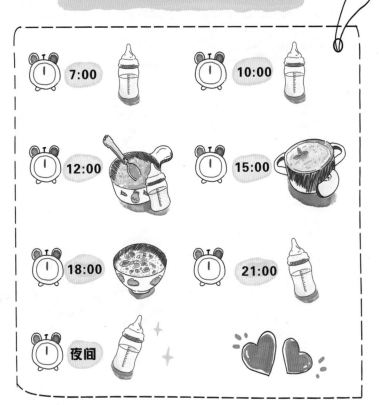

7:00 🍼

10:00 🍼

12:00 🍲🍼

15:00 🍲

18:00 🍲

21:00 🍼

夜间 🍼

7~9 月龄宝宝的一日食谱

餐时	食物安排	食材和数量	食物做法	食谱点评
7:00	母乳或配方奶粉	约 150 毫升		
10:00	母乳或配方奶粉	约 150 毫升		
12:00	蛋黄泥粥	大米粥 30 克，鸡蛋黄一个，小油菜一棵	1. 油菜洗净后放入锅中沸水焯熟； 2. 焯熟的油菜放入料理机中打成青菜泥； 3. 将鸡蛋黄捣成泥； 4. 将青菜泥、蛋黄泥放入煮好的米粥中，搅拌均匀即可	蛋黄中富含脂溶性维生素、单不饱和脂肪酸以及磷、铁等微量元素，利于促进宝宝大脑和身体发育
	可按需配搭少量母乳或配方奶粉			
15:00	母乳或配方奶粉	约 150 毫升		
	苹果泥	苹果 30 克，白开水适量	1. 苹果去皮，切成小丁； 2. 苹果丁中加入少许白开水，放入锅中隔水蒸 15~20 分钟，至软烂； 3. 用小勺将苹果按压成泥即可	苹果中含有多种维生素和矿物质，并且含钙量丰富，有助于宝宝补充多种维生素和矿物质
18:00	菠菜猪肝粥	猪肝 20 克，菠菜 30 克，姜片适量，大米粥 50 克	1. 猪肝充分洗净，切成小片； 2. 猪肝和姜片一同放入锅中，隔水蒸煮约 20 分钟，至猪肝完全熟透； 3. 菠菜切成小段，锅中加水将菠菜煮熟； 4. 将蒸熟的猪肝和菠菜切成碎末放入煮好的大米粥中，搅拌均匀即可	猪肝铁含量高且容易被吸收利用，是宝宝补铁的首选食材，并且猪肝中还含有丰富的维生素 A、维生素 C 和微量元素硒，有利于宝宝多种营养素的补充
21:00	母乳或配方奶粉	约 150 毫升		
夜间	可按需进行母乳或配方奶粉喂养	100~200 毫升		

2. 10~12月龄宝宝一日食物安排

通过前期的辅食添加，婴儿已适应许多常见食物并达到了一定进食数量，感知觉和手脚的灵活度、协调能力有所进步，口腔咀嚼、吞咽食物的能力更加熟练，可进一步强化喂养模式，培养良好饮食习惯。可以在这个时候逐渐培养宝宝自主进食的能力，让宝宝自己抓握块状的食物。在日常膳食上，可以在继续母乳喂养的基础上，给予辅食。

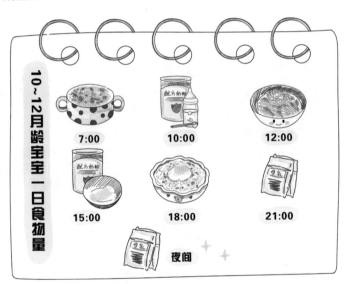

10~12月龄宝宝一日食物量

7:00　10:00　12:00

15:00　18:00　21:00

夜间

继续母乳喂养。每天母乳喂养 3~4 次，提供约 600 毫升奶量。

辅食添加。可添加各种谷类食物，如软米饭、手抓

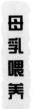

母乳喂养

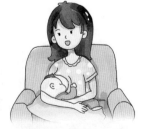

每天母乳喂养3~4次，提供约600毫升奶量

面包、磨牙饼干等；豆类食物，如豆腐；动物性食物，如蛋黄、畜禽类、鱼类食物以及常见的蔬菜和水果等。本阶段婴儿已长出较多的乳牙，能处理更多粗加工的食物，食物质地可以由泥糊状、碎末状食物逐渐过渡到碎块状、指状食物。保证摄入足量动物性食物，每天1个鸡蛋（至少1个蛋黄）加25~75克肉禽鱼；谷物类20~75克；蔬菜、水果类各25~100克，继续引入新食物，特别是不同种类的蔬菜、水果等。

添加辅食

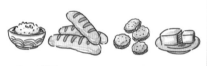

谷类食物,如软米饭、手抓面包、磨牙饼干等
豆类食物,如豆腐

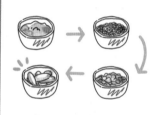

食物质地由泥糊状、碎末状食物逐渐过渡到碎块状、指状食物

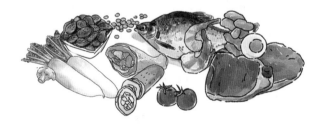

每天1个鸡蛋
（至少1个蛋黄）
25~75克肉禽鱼
谷物类20~75克
蔬菜、水果类各25~100克
引入不同种类的蔬菜、水果

小贴士：

① 进食时要避免不容易弄碎或过滑的食物，如鱼丸、果冻、爆米花等，以免引起窒息或其他意外。

② 添加新的辅食时，仍应注意遵循循序渐进的添加原则，密切关注是否有食物过敏现象。

10~12 月龄宝宝的一日食谱

餐时	食物安排	食材和数量	食物做法	食谱点评
7:00	西蓝花三文鱼猪肝粥	西蓝花15克，金针菇15克，三文鱼20克，大米20克，清水适量	1. 西蓝花和金针菇焯水煮熟后切成小丁；2. 三文鱼上锅蒸熟，待凉后切成碎末；3. 大米加水熬粥，米粥熬成黏稠状后，将切好的西蓝花、金针菇和三文鱼放入米粥中，再煮 2 分钟左右，搅拌均匀即可	三文鱼是良好的优质蛋白来源，其钙质、维生素A、维生素 D 的含量也很丰富，此外三文鱼肉中还含有丰富的不饱和脂肪酸，有利于宝宝的生长发育
10:00	母乳或配方奶粉	约 200 毫升		
12:00	鲜虾面	鲜虾 3 只，面条 30 克，茼蒿 15 克，姜片适量，清水适量	1. 鲜虾除去虾头、虾尾及虾线，并将处理好的虾肉切成碎块；2. 茼蒿放入沸水锅中焯熟，切成碎末；3. 锅中水烧开，转小火，将面条放入锅中煮至 8 分熟时加入虾肉；4. 面条和虾确保熟透后加入茼蒿碎即可	虾肉中含有丰富的蛋白质，并且钙、镁的含量也很丰富，虾肉肉质松软，易消化，有利于宝宝对蛋白质的消化吸收。但需要注意的是，具有过敏体质的宝宝则不宜食用虾肉

餐时	食物安排	食材和数量	食物做法	食谱点评
15:00	母乳或配方奶粉	约 200 毫升		
	香蕉	香蕉半根	取香蕉中段，切成小块或小条即可	香蕉中含有较多的果胶和膳食纤维，具有润肠通便的作用，可防止宝宝便秘
18:00	藜麦山药蒸肉饼	猪里脊肉 15 克，藜麦 10 克，麻山药 25 克，小葱 3 克，鸡蛋 1 个	1. 藜麦先倒入碗中，提前浸泡 2 个小时； 2. 麻山药去皮，切成小块； 3. 猪肉切成小块； 4. 小葱切成末； 5. 将切好的麻山药、猪肉、葱末倒入料理机中，打入鸡蛋清，搅拌成泥； 6. 打好的肉泥倒入碗中，放入藜麦，搅拌均匀； 7. 用勺子将肉泥铺匀，放入蒸锅，大火蒸 20 分钟，至完全熟透即可	藜麦中含有丰富的维生素和生物活性成分，并且蛋白质含量和不饱和脂肪酸含量也很高；山药中也含有人体所必需的氨基酸、维生素、碘、磷、钙等多种营养素，且易消化；而猪肉更是优质蛋白质、脂溶性维生素、钙、铁等微量元素的良好来源，有利于宝宝生长发育
21:00	母乳或配方奶粉	约 200 毫升		
夜间	可按需进行母乳或配方奶粉喂养			

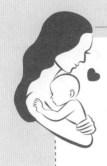

第三篇
1~2 岁宝宝：健康饮食行为养成期

　　在这一年龄段，宝宝从被动接受喂养转变到自主进食，膳食模式逐渐向成人过渡，因此这一阶段适宜的营养和喂养非常重要。提倡回应性喂养，鼓励但不强迫进食，帮助其形成健康的饮食习惯。1~2 岁宝宝的膳食还是应该以单独制作为主，可以尝试淡口味的家庭饮食。在这个阶段，要特别注意良好饮食行为的养成，培养孩子自主吃饭，不偏食、不挑食。那这个阶段的孩子有哪些东西能吃，哪些东西不能吃？如何安排一天的膳食？……看完这一篇的内容，相信你会找到答案。

一 1岁多的宝宝应该吃哪些食物

　　给宝宝安排食物，应该注意做到食物多样，这是平衡膳食的基本原则。在一日三餐的饮食安排中，灵活应用食物多样的原则，避免孩子的饮食单一化。

　　谷类、薯类、杂豆类食物平均每天3种以上，每周5种以上。例如，在煮粥的时候，可以添加不同的谷类和杂豆类，如薏米红豆粥、大米绿豆粥，这样一碗粥就可以至少有2类食物；如果是八宝粥，那么食物种类就会更多了。另外，谷类中赖氨酸较少，蛋氨酸较多；而豆类中蛋氨酸较少，赖氨酸较多，谷类和杂豆类混合食用，还能发挥蛋白质互补作用。

　　蔬菜、菌藻和水果的种类平均每天4种以上，每周10种以上。不同年龄段的孩子可以吃不同状态的蔬菜水果。小一些的宝宝吃几个香菇青菜肉丸子，粥里放一些胡萝卜碎末，吃一点黄瓜条就可以轻松吃到4种食物了；大一些的宝宝可以吃一个简单的凉拌三丝（土豆、莴笋、胡萝卜）就包含了3种食物，再配合一个菌藻，如蘑菇炒肉，就可以轻松吃到4种食物了。平时，再吃上个香蕉、苹果，这个指标也是可以很容易就达到的。

　　鱼、蛋、禽肉、畜肉类的种类平均每天3种以上，每周5种以上。每天炖鱼来吃是不现实的，建议一周吃上1~2次鱼或虾类即可，可以做成鱼丸、虾丸或者直接蒸给宝宝吃。肉类和蛋类是可以每天都食用的，如肉丸子、肉末粥、蒸蛋羹、西红柿炒鸡蛋、蔬菜炒肉这类的家常菜可以每天都吃，再搭配个鸡蛋、鹌鹑蛋或是其他肉类就可以达到每天 3 种食物了。

奶、大豆、坚果类的种类平均每天有 2 种，每周 5 种以上。这条也是比较简单的。例如，每天吃点豆制品如豆腐、豆腐皮或是喝一杯豆浆，然后每天再喝些母乳、配方奶粉，再把核桃、瓜子当作零食吃一吃，好吃又健康。1 岁多的宝宝应继续母乳喂养，如果母乳不足可以喝配方奶粉作为补充。普通牛奶、酸奶等可以作为膳食的补充少量尝试，但不可以这些为主。

以上各种食物都有各自的营养特点，缺一不可。

经常不吃主食，有可能能量供应不足，出现精神不良，体力衰弱、易疲劳等症状，还有可能降低孩子们的认知能力和学习水平；经常不吃主食，而吃过多的动物性食物，容易增加孩子超重肥胖的危险；经常不吃主食，机体在供能不足时，有可能动用肉类等其他高蛋白质食物分解供能，蛋白质分解供能产生大量废物，会增加孩子们肝脏和肾脏的负担。

尽管蔬菜和水果在营养成分和健康效应方面有很多相似之处，但其营养价值仍各有特点。一般来说，多数蔬菜的维生素、矿物质、膳食纤维和植物化学物的含量高于水果，而且蔬菜的能量通常低于水果，水果和蔬菜不能相互替代。

鱼禽肉蛋类是优质蛋白质、维生素、矿物质的重要来源。如红色肉类是铁质的良好来源，能有效防止孩子贫血；鱼类尤其是海鱼是 DHA 等的重要来源，有利于宝宝的大脑和视觉发育，因此每天应保证好摄入量。

小贴士：

在以上各种食物中，不爱吃蔬菜是最常见的一种现象。当孩子自主性地对蔬菜表现出不同喜好时，有可能形成偏食和挑食的习惯，此时需要家长或是其他看护人正确且及时地想办法引导和纠正。怎么引导呢？

① 对孩子偏食和挑食的习惯不要指责，应先鼓励孩子多选择不同种类的蔬菜。进餐时孩子受到指责，会影响情绪，最后影响食欲及食物的摄入、消化和吸收。父母过分地干涉，如给予奖惩或惩罚，也会对孩子的饮食起负面作用，从而降低他们对某些食物的喜好，并且引起饮食质量的下降。

② 变换蔬菜的烹调方法。将蔬菜做出各种花样，如和肉一起做成肉馅，包成饺子、包子或馅饼，让孩子不爱吃蔬菜的习惯化为无形。

③ 增加蔬菜盛放容器、摆放造型的趣味性。如将蔬菜摆放在孩子喜欢的容器中，或是摆成孩子喜欢的卡通造型，让孩子产生跃跃欲试的想法。

④ 对孩子进行食育，寓教于乐。如在去超市买菜的时候，和孩子一起挑选五颜六色的蔬菜，一起认识蔬菜，在生活中渗透蔬菜的益处，让孩子产生自己想吃蔬菜的欲望。

⑤ 增加孩子的身体活动量。在假期，父母多陪着孩子参加户外运动或游戏项目，使孩子肌肉得到充分的锻炼，增加能量消耗，这样既能增强体质，还有增进食欲的效果。

⑥ 家长要以身作则、言传身教，为孩子树立一个好榜样，要认识到蔬菜的重要性，多烹饪出可口的蔬菜，带头选择吃健康的蔬菜。孩子自然也就耳濡目染，潜移默化地有所改变了。

二　为什么别人家的孩子能自己乖乖吃饭

宝宝不好好吃饭是很多父母都头疼的难题，经常看到这样的现象：宝宝专注地玩着各种各样的玩具，而父母拿着碗在不停地找机会给宝宝喂饭。如果谁家的孩子可以乖乖吃饭，父母们不免羡慕不已。为什么别人家的孩子能自己乖乖吃饭呢？对于这样不好好吃饭的宝宝，应该怎么办呢？

首先，我们应该知道，想让孩子好好吃饭，绝对不是一天两天可以完成的。对于孩子来说，这是成长过程中非常重要的一步，需要反复地尝试和练习。在这个过程当中，爸爸妈妈一定要给予充分的鼓励，要耐心地协助孩子，不能强迫孩子，更不能在孩子不好好吃饭的时候大动肝火。培养孩子好的吃饭习惯，一定要趁早，应该从添加辅食的初期就开始了。

以下这些小技巧可以帮助孩子慢慢养成好的吃饭习惯。记住这几个要和不要吧！

1. 四要

要让孩子在固定的位置、固定的时间吃饭，吃固定的量。让吃饭变成一件有仪式感的事情，久而久之，当孩子习惯了在某个环境和位置上吃饭后，受到的干扰就会减少，就越容易好好吃饭。记住，孩子吃任何食物，包括水果、坚果等零食都尽量在固定的时间和地点。

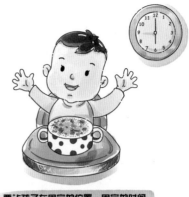

要让孩子在固定的位置、固定的时间吃饭，吃固定的量

要尽早养成孩子自主吃饭的习惯。孩子在 7~9 月龄的时候，会表现出对食物和吃饭的兴趣，如伸手抢勺子、用手抓食物，当孩子有这些表现的时候，说明正是锻炼孩子自主吃饭的好时机，这个时候可以让孩子抓握、玩弄小勺等餐具。等到宝宝 10~12 月龄的时候，已经可以拿起较小的物体，这时候可以在大人们吃饭的时候，尝试让他们自己抓着香蕉条、煮熟的土豆条、胡萝卜条等自己吃。1 岁的孩子已经可以完成握住勺子、端碗等动作，这时应允许并且鼓励孩子尝试自己吃饭。孩子刚开始自己吃饭的时候可能会较多地洒落，弄得到处都是，但是，我们要知道，谁也不是一生下来就会的，都需要一个过程才能做好，随着孩子慢慢地长大，等到 2 岁的时候，就会较少地洒落了。在这个过程当中，爸爸

要尽早养成孩子自主吃饭的习惯

妈妈不要强迫孩子，也不要指望孩子开始就能像大人想象得那样做好每一步。如果家长一直一口一口地喂饭，就会使宝宝失去学习的机会，错过培养自主进食的最好时机。

要让孩子吃清淡的食物。孩子的食物里需不需要加盐，相信很多家庭都经历过关于这个问题的一番辩论。1周岁内孩子的食物里不需要加盐，1周岁之后食物里的盐也应该少放，一定要养成孩子清淡饮食的习惯。孩子的食物里不加盐，不仅有利于预防肥

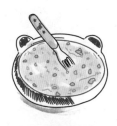

要让孩子吃清淡的食物

胖、高血压、糖尿病等疾病的发生，还可以帮助孩子养成不挑食、不偏食的好习惯。清淡的食物有助于提高孩子对不同天然食物的接受度，享受食物本来的味道。如果过早给孩子吃"重口味"的食物，或者是添加了糖、盐等调味料的加工食品，会降低孩子对天然食物的兴趣，容易导致挑食、偏食等吃饭困难的问题。

爸爸妈妈要做好榜样。爸爸妈妈吃饭的时候也不要看电视、看手机等，要保持良好的进食行为和习惯，为孩子营造安静、轻松的就餐环境。每餐时间控制在 20 分钟，细嚼慢咽但不拖延。

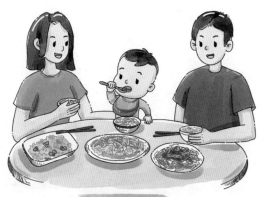

爸爸妈妈要做好榜样

② 四不要

不要用孩子爱吃的"零食"去代替正餐。有的孩子，不好好吃饭的时候，家长就在饭后喂饼干、零食等，这样到了下顿饭的时候又不吃饭，饿了再吃点零

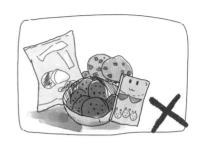

食……这样就变成了恶性循环。当孩子不想吃饭的时候，这顿饭可以暂时不吃，到了加餐的时间可以给予少量的水果、坚果、奶制品等，到饭点的时候再安排正常量的正餐，这样慢慢养成孩子好好吃饭的习惯。

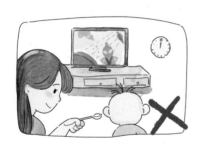

不要追着喂饭。要养成专心吃饭的习惯，吃饭的时候不能看电视、玩游戏等。追着喂饭不利于孩子养成"专心"这个习惯，对于孩子的专注力、生活规律、自主意识等都有一定程度的影响，还有可能会发生危险。

不把食物当成奖惩的措施。如果用吃糖果等孩子喜欢吃的食物作为吃蔬菜等的交换条件，或者作为好好吃饭的奖励，会让孩子心理出现一种感觉：只要我表现出不想吃蔬菜或者不好好吃饭，过一会儿就会有糖果和巧克力吃了。这样长期下去，孩子会从故意表现出不爱吃饭到真的不爱吃饭了，所以要避免这种喂养行为。

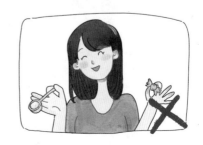

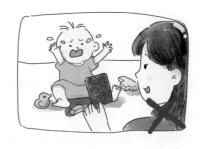

不要用食物安抚哭闹的孩子。孩子哭闹时可能是家长最头痛的时候，为了哄孩子可谓各种方法齐上阵。不少家长包括老人都喜欢给孩子一些糖果、巧克力等零食来安抚孩子，这样的做法虽说可能有助于安抚孩子的情绪，但不利于孩子养成健康的饮食行为。我们都知道一些成年人在遇到挫折、情绪低落时会出现暴饮暴食的行为，这对于健康来说无疑是有害的，有些人甚至因为长期情绪低落导致了超重、肥胖的发生。国外的一些研究显示，孩子哭闹时家长经常用糖果、零食等食物安抚的孩子长大后更容易在情绪低落时出现暴饮暴食的行为。家长的这种安抚行为会在不知不觉中给孩子传递一个信号：食物具有安抚情绪的作用，进而让孩子在将来遇到挫折时更倾向于采取这种方式来寻求安慰。所以建议孩子哭闹时家长避免用好吃的来安抚孩子，可以多用语言、肢体等方式进行安抚，或者抱着孩子看看窗外的风景、有意思的事物，转移一下孩子的注意力。

三　鲜榨的果汁，真的适合宝宝喝吗

色彩鲜艳、甜甜的果汁是孩子们很喜欢的饮品。不少家长认为市售的瓶装果汁不健康，于是买来榨汁机，给孩子鲜榨果汁喝，认为这是最健康、最天然的、最好的。

1. 鲜榨果汁真的适合孩子喝吗？喝鲜榨果汁可以代替吃水果吗

与吃完整的水果相比，喝果汁没有任何营养上的优势，鲜榨果汁不能代替水果。鲜榨果汁与水果相比，含有更多的能量和糖分，更少的膳食纤维：半杯的苹果片含 1.5 克膳食纤维和 5.5 克糖，而半杯的苹果汁含 0 克膳食纤维和 13 克糖（要想榨出半杯苹果汁可能需要一整杯的苹果片）。因此，孩子经常喝果汁会增加能量的摄入和龋齿问题。

直接吃水果对于孩子的饱腹感、咀嚼吞咽功能的训练、精细动作的发育，甚至颌面部肌肉的发育等都有重要意义；而果汁不但没这些作用，还可能会导致孩子不喝白开水。

另外，制作鲜榨果汁由于加工程序和涉及的工具较多，如果有的家庭卫生条件和卫生意识较差，可能会增加细菌和寄生虫等感染的机会。

2. 孩子可以喝果汁吗？喝多少

《中国居民膳食指南（2022）》中明确指出，100% 的纯果汁不同于果泥。7~12 月龄的婴儿最好食用果泥和小果粒，可少量饮用纯果汁但需要稀释；13~24 月龄婴幼儿每天纯果汁的饮用量不超过 120 毫升，并且最好限制在进食正餐或点心时饮用。

美国儿科学会在 2017 年发布的《儿童饮用果汁指南》中表明：果汁对 1 岁以下的孩子没有营养上的益处，1 岁以内的婴儿不能喝果汁，无论纯果汁与否。对于 1 岁以上的儿童，《儿童饮用果汁指南》中建议，1~3 岁幼儿，即便可以喝纯果汁，每天饮用量不得超过 120 毫升；4~6 岁儿童，每天饮用量为 120~180 毫升；7~18 岁儿童，每天饮用量不得超过 240 毫升。

如果给孩子喝果汁，还有哪些注意事项。

① 要用杯子而不是瓶子或者便携式吸管杯给孩子喝果汁。放在瓶子或便携式吸管杯里的果汁更容易被孩子拿到，也更加容易被孩子过多地摄取。

② 睡觉前不要喝果汁。

③ 不管哪个年龄段的孩子，强烈建议别喝未经高温消毒的果汁产品。

④ 身体脱水或腹泻时，不适合喝果汁。果汁中的碳水化合物过高，会导致肠道内对糖类的吸收不良，加剧渗透性腹泻。

⑤ 许多水果（如葡萄、柚、蓝莓、石榴、苹果）的果汁中含有黄酮类化合物，可能会降低某些药物的生物利用度以及代谢过程中多种酶和转运蛋白的活性。所以，服药期间能否喝果汁，需要与药师和儿科医生协商。

因此，果汁虽然好喝，但是给孩子喝果汁有许多需要注意的地方。家长应该教育孩子了解水果与果汁之间的营养差别，培养孩子吃水果的习惯。

四　宝宝饮食不要太甜蜜

甜甜蜜蜜的糖几乎是所有小朋友都无法抗拒的味道，可是你知道吗，这"甜蜜"的背后却隐藏着健康威胁！

世界卫生组织（WHO）在 2015 年发布的《成人与儿童糖摄入量指南》中提出，限制游离糖的摄入。不久前，关于糖，WHO又提出了一个建议：禁止生产商在 3 岁以下婴幼儿食品及饮料中添加游离糖。虽然这只是 WHO 的一个建议，不是硬性规定，但是宝妈宝爸们一定要注意，宝宝的喂养不要太"甜蜜"。

1. 什么是糖？糖是如何分类的

糖类是自然界中广泛分布的一类重要的有机化合物，主要是由碳、氢、氧三种元素组成。因分子式中氢原子和氧原子的比例恰好与水相同（2∶1），如同碳和水的化合物，因此也称为碳水化合物。

膳食中的碳水化合物可分为糖、寡糖、多糖三类。

_**糖**_。包括单糖（葡萄糖、果糖、半乳糖）、双糖（蔗糖、果糖、乳糖等）、糖醇（山梨醇、甘露醇等）。单糖和双糖主要存在于新鲜水果、蔬菜、奶制品中，糖醇还存在于海藻、蘑菇等食物中。

_**寡糖**_。包括麦芽低聚糖（麦芽糊精）和其他寡糖（棉籽糖、水苏糖、低聚果糖等），具有水溶性膳食纤维的功能。主要存在于水果、蔬菜中。

_**多糖**_。包括淀粉和非淀粉多糖（糖原、纤维素、果胶等）。富含淀粉和膳食纤维的食物主要有豆类、蔬菜、谷物等。

这些糖存在于天然食物中，是人体所需能量和营养物质的重要来源。

什么是游离糖呢？

在 WHO 发布的《成人与儿童糖摄入量指南》中指出，游离糖包括由生产商、厨师或消费者在食品中添加的单糖和双糖以及天然存在于蜂蜜、糖浆、果汁和浓缩果汁中的糖分。

新鲜水果、蔬菜和牛奶中的糖有别于游离糖，因为没有报告证据表明食用这类糖会有不利的影响。

WHO 建议禁止添加的游离糖包括：添加糖（糖浆、蜂蜜等）、其他甜味剂（糖精、安赛蜜、阿斯巴甜等）以及果汁和浓缩果汁。

2. 糖对宝宝的健康有哪些影响

糖类是人体重要的能量来源，并且也参与身体的构建和新陈代谢，因此每天摄入足够的糖类是非常必要的。尤其是在儿童阶段，如果糖类得不到及时的补充，身体就会消耗脂肪和蛋白质，影响宝宝正常的生长发育。但是，如果宝宝过早或过量摄入游离糖，会对健康带来危害。

降低营养素密度。糖的能量值较高，摄入过多则会影响其他富含蛋白质、维生素、矿物质和膳食纤维食物的摄入。同时，糖在体内的代谢也需要消耗多种维生素和矿物质。所以宝宝如果过量摄入游离糖，同样能量摄入值中则含有更少的营养素，从而影响宝宝的营养质量。

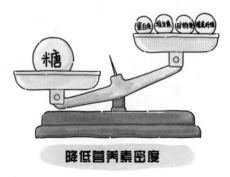

降低营养素密度

导致龋齿。口腔中残留的糖容易被细菌分解发酵，产生酸性物质，而酸会使牙齿脱矿。3 岁以下婴幼儿的牙齿属于乳牙，矿

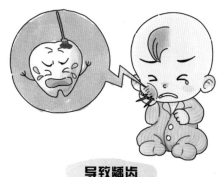

化程度较低，甜食进入口腔后更容易导致龋齿。

增加营养不良或肥胖的发生风险。经常吃甜食会降低味觉的灵敏度，对食欲也有抑制作用，加上其引起的维生素和

导致龋齿

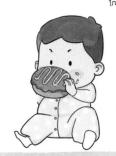

微量元素的缺乏，容易使宝宝出现厌食、偏食等不健康饮食行为，进而发生营养不良。而糖摄入过多也会干扰脂肪的代谢，从而引发肥胖，增加糖尿病、心血管疾病的发生风险。高糖饮食会诱导出高血压，并伴有血糖、血脂的升高，同时添加糖摄入过多会使空腹胰岛素升高，并降低胰岛素的敏感性，从而增加宝宝远期患糖尿病和心血管疾病的风险。

厌食、偏食、营养不良、肥胖

3. 哪些食物添加糖多，应该不吃或少吃？又该如何减少宝宝糖摄入呢

添加糖主要用于制造软饮料、果汁、甜点和糖果，因此富含添加糖的食物主要有含糖饮料、蛋糕、饼干、糕点、乳制品甜点（如冰激凌）等，对于这些食物，宝宝应该不

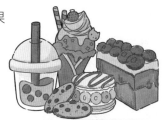

含糖饮料、蛋糕、饼干、糕点、冰激凌，宝宝应该少吃或不吃

吃或少吃。正常情况下，从一日三餐中所摄取的糖已能够满足婴幼儿生长发育的需要，不需要再额外补充。

0~6 月龄婴儿：提倡纯母乳喂养，并认为母乳中含有的营养成分包括糖，已满足其生长发育所需。

7~12 月龄婴儿：开始添加辅食，但不应让婴儿过早食用成品或市售过渡食物，应尽量选择不含添加糖的食物。

1~3 岁婴幼儿：除正常饮食外，可将新鲜水果、酸奶等作为零食，少喝果汁，不喝含糖饮料，并尽量避免含糖零食、点心。做饭时应尽量保持原味，少添加植物油、盐、糖和刺激性调味品，可在辅食中适量加入富含膳食纤维的食物，养成婴幼儿健康饮食行为。

WHO 在《成人与儿童糖摄入量指南》中提出三大建议，强烈建议在整个生命历程中减少游离糖摄入量；对于儿童和成年人，都强烈建议将游离糖的摄入量控制在总能量摄入的 10% 以下；在有条件时，可以进一步控制游离糖的摄入量到总能量的 5% 以下，以预防肥胖、龋齿和其他慢性病。

《中国居民膳食指南（2022）》建议，控制添加糖的摄入量，每天摄入不超过 50 克，最好控制在 25 克以下。

五 "儿童食品" 真的最适合儿童吗

很多家长在给孩子购买食品时，会青睐冠以 "儿童食品" 字样的产品，如儿童酱油、儿童牛奶、儿童饮料等，认为这些 "儿童食品" 更符合孩子的身体发育情况，这是真的吗？

实际上，目前我国还没有"儿童食品"的概念和相关食品标准，仅有的是针对0~36月龄婴幼儿配方食品、辅食的食品安全标准。目前我国的婴幼儿配方食品安全标准与欧盟标准基本保持一致。对于婴儿（0~6月龄）的配方食品要求，差异较小，大部分指标比较接近；但是对于较大婴幼儿（7~36月龄）的配方食品，我国的指标要求相对宽松。而对于3周岁以上的儿童，我国还没有出台相关食品标准。即使标注"儿童"字样或印有儿童头像（卡通）的食品，也只能按普通食品标准进行管理。大部分儿童食品在成分上和成人食品没有太大差异，通常只是把大包装换成精巧的小包装，价格就比同类成人食品高出一大截儿。更有商家为了吸引儿童，会额外多添加一些色素、香精、糖等，给儿童带来健康隐患。

目前，国家在制定食品添加剂标准时，是以60千克的成人为标准制定的，在婴幼儿和成人之间的儿童群体，没有允许摄入添加剂的具体标准。儿童的身体发育尚未成熟，向儿童提供的食品不管在安全性和营养性上，都应该有更为严格的标准。因此，国家应该尽快出台规定，提高标准，引导和鼓励行业、企业生产和研发更多适合儿童食用的安全、营养均衡的食品，这些食品可以使用的添加剂种类应该更少，允许添加的限量应该更低。要求在真正适合儿童消费的食品或饮料上有醒目标识，在产品外包装或说明中写清楚成分并标注配料表，明确标注食品营养成分和能量值等情况，以帮助家长们做出正确选择。

因此，食品包装上是否为"儿童食品"并不重要，更不能将包装食品作为营养主要来源。最佳的营养摄入方式是多种、天然的食物。在给孩子购买包装食品时，家长应学会看配料表，配料表中排在第一位的是含量最高的原料，按照排位顺序，含量依次递减。应尽量选择前几位是天然原材料（如面粉、牛奶、鸡蛋、水果），而不是加工食品。要警惕配料表特别长的，通常是添加剂种类比较多的。还要学会看营养标签，尽量选择数值低的碳水化合物，现在的营养成分表中没有专门标明糖含量，都统一包含在碳水化合物中。钠的含量越低越好，建议每100克食物中不超过300毫克。很多食物声称"绝对不含反式脂肪"，食品营养成分表中通常会标注反式脂肪酸的含量为0，但不代表没有，因为含量小于0.3%，是可以标注为0的。建议看一下配料表，如果里面有氢化植物油、人造黄油、人造奶油、植脂末、起酥油、代可可脂等这些成分，建议还是少选为好。

小贴士：价格昂贵的食物，真的会对孩子的成长带来帮助吗？

食物价格高不意味着营养价值一定高。高价可能来源于广告宣传、储藏成本、运输成本、人工成本等；对加工食品来说，高价还来源于加工成本。高价的食物可能会损害人体健康，如高能量、高脂、高糖的食物；便宜的食物也可能有较高的营养价值，如富含膳食纤维、矿物质、维生素的食物。

食品营养价值的高低，取决于食品中营养素是否齐全，数量多少，相互比例是否适宜，以及是否易于消化、吸收等。一般来说，食品中所提供的营养素种类及其含量越接近人体需要，则该食品的营养价值就越高，如母乳对于婴儿来说，其营养价值就很高。

事实上，市面上有许多价格便宜、营养价值又高的食物。例如，胡萝卜、芒果、红黄番茄富含维生素、矿物质及有益于健康的植物化学物，可以增强免疫力、有益于心血管健康、预防癌症；红薯富含膳食纤维、多种维生素和矿物质，利于肠胃蠕动，能预防便秘；南瓜高钙、高钾、低钠，利于防止骨质疏松和高血压，南瓜中的铬可促进胰岛素分泌、膳食纤维丰富可延缓小肠对糖的吸收等。

因此，家长不要盲目追求高价的食物，选择高营养价值的食物，合理膳食，适当运动，就能满足孩子日常的营养需求，让他健康成长。

六　这个阶段的孩子应该喝什么样的奶

1岁以前的宝宝应该喝配方奶粉，不能喝普通奶粉、液态奶等。这是因为普通牛奶中的蛋白质尤其是酪蛋白含量较高，而一岁前的婴儿消化能力较弱，不能很好地对牛奶进行消化，容易引起胀气、便秘。另外，牛奶中的矿物质，如磷、铁的含量过高，会加重宝宝肾脏负担。不能用母乳喂养或纯母乳喂养婴儿时，应首选适合于婴儿的配方奶粉喂养，配方奶粉经过了一定的配方设计，比普通牛羊乳或其他普通食品具有更大的优势，更适合婴儿生长发育的需求。

1~2岁的宝宝也应以喝配方奶粉为主，可以将牛奶及其他奶制品作为食物多样化的一部分逐渐尝试，但建议少量进食，不能以此完全代替母乳和配方奶粉。

2岁之后的宝宝如果喝牛奶后没有不适，就可以喝牛奶了。这个时候的宝宝消化系统已经比较完善，有能力消化吸收牛奶。而且，配方奶粉含糖相对较高，并不适合让宝宝长期饮用，容易增加患龋齿和肥胖的风险。所以，还是建议逐步让宝宝从配方奶粉过渡到牛奶，可以先在配方奶粉中少量添加牛奶，然后逐渐增加牛奶比例，让宝宝不知不觉适应牛奶的口味，最终从配方奶粉过渡到牛奶。

有些孩子喝牛奶后会出现肠胃不适的症状，如腹胀、腹泻、腹痛等情况，这可能与乳糖不耐受有关。乳糖不耐受是因为孩子乳糖酶分泌少，不能完全消化分解奶中的乳糖，从而引起了肠胃不适的症状。我国孩子的乳糖不耐受比较常见，所以家长不必特别担心。如果孩子喝奶后出现肚子不舒服、拉肚子的情况，家长可以采用以下几种方法来解决。

① 孩子每次喝奶量可以少一些，可以缓解乳糖不耐受的症状。如每次喝100毫升奶，分别在三餐及加餐时喝，这样加起来使喝奶的总量达到推荐量。

② 减少喝奶量还是不行的话，可以让孩子喝酸奶或无乳糖奶。酸奶由于制作工艺，乳糖含量较低；现在市场上有一些舒化奶，也就是低乳糖奶，比较适合乳糖不耐受的孩子喝。

③ 在喝奶前吃一些主食，如米饭、馒头、花卷等，避免空腹时喝奶，也可以帮助减少肠胃不适的症状。

七 维生素软糖真的是孩子获取维生素的捷径吗

相信每个妈妈对孩子的饮食都非常关心，生怕孩子"营养不良"，于是会给孩子补充各种维生素。传统的维生素药片难以下咽，维生素软糖凭借其甜甜的口感受到了孩子们的喜爱。于是妈妈们将维生素软糖作为孩子获取维生素的捷径，开始通过各种渠道购买维生素软糖。那么，维生素软糖真的那么好吗？

1. 维生素软糖真的可以补充维生素吗

维生素软糖中确实含有维生素，但是却不是补充维生素的良好来源。由于维生素软糖不属于食品药品管理部门的管理范围，与普通的维生素咀嚼片和药片相比，生产商可能会减少软糖的维生素含量。其中，美国的一项研究对美国和加拿大销售的 50 种流行复合维生素产品（包括 5 种品牌维生素软糖）质量展开了测试，结果发现，80% 的维生素软糖不符合膳食补充剂相关标准，一些维生素产品中所含营养素与标签上注明的情况相差太远。例如，12 种复合维生素所含营养素比标签上所列营养素少 24%，5 种维生素软糖中有 4 种维生素 A 严重超标。

2. 维生素软糖对孩子有害吗

维生素软糖吃起来像糖，深受孩子的喜爱，增加了过量食用的风险。维生素软糖中添加了大量的糖、食用色素、果糖玉米糖浆及防腐剂等，过量食用会增加孩子肥胖、龋齿等健康问题的风险，还有可能增加维生素 A 中毒发生的风险。

③ 怎样才能获得充足的维生素呢

在日常生活中，只要做到食物多样化、搭配合理，便可以通过饮食摄取充足的维生素。想到摄取充足的维生素，需要吃哪些食物呢？

维生素 A。维生素 A 最好的来源是各种动物肝脏、鱼肝油、鱼卵等；植物性食物只能提供类胡萝卜素，胡萝卜素主要存在于深绿色或红黄色的蔬菜和水果中，如胡萝卜、西蓝花、菠菜、红心红薯、辣椒、芒果、杏子和柿子等。由于维生素 A 可以在脂肪中储存，过量摄入维生素 A 会造成蓄积性毒性，但是摄入普通食物一般不会引起维生素 A 过多，在吃这些食物时不需要过于担心。

维生素 D。含维生素 D 的食物有限，最廉价获得充足有效维生素 D 的方法是经常晒太阳。孩子出生后数日应开始每天补充维生素 D 10 微克（400 国际单位），大一些的孩子可以选择维生素 D 强化奶。

维生素 E。维生素 E 广泛存在于各种食物，如谷类、豆类、果仁中含量丰富，较少出现缺乏症。

B 族维生素。包括维生素 B_1、维生素 B_2、维生素 B_6 等。动物内脏如肝、心、肾，瘦肉，豆类和粗加工的粮谷类是维生素 B_1 的良好来源。肝脏、蛋黄、肉类、奶类是维生素 B_2 的主要来源，谷类、蔬菜水果也含有少量的维生素 B_2。维生素 B_6 来源广泛，较少出现缺乏症。

维生素 C。 维生素 C 主要的食物来源是新鲜的蔬菜和水果。

因此，从理论上讲，只要做到饮食平衡，可以满足孩子维生素的需要，无须额外补充。如果确认孩子出现了某种维生素的缺乏，应在医生建议下适当补充维生素，而不要盲目地给孩子吃维生素软糖。

八　孩子挑食、偏食怎么办

随着孩子一天天长大，成长过程中各种令家长头疼的问题接踵而来。其中孩子不好好吃饭、挑食偏食就是很常见的一个问题。那么孩子到底为什么会挑食偏食，发生挑食偏食后应该怎么办？

孩子为什么会挑食偏食呢？

孩子挑食的原因和孩子自身密切相关。孩子 1 岁以后，自我意识开始迅速发展，并表现出强烈的独立性，什么都喜欢"我自己来"，对于大人给予他们进食上的一些安排会产生抗拒而坚持按照自己的意愿进食。随着孩子味觉的感知发展，对于食品的味道有了一定的喜好，例如，喜欢甜食、油炸的食物或者不费力气就可以吃的细软食物。

孩子挑食的原因也离不开家长的影响。父母的饮食行为会直接影响孩子的饮食行为，孩子对食物的接受往往模仿父母和其他家人；与只分给孩子吃的食物相比，他们更愿意接受所看见的成年人吃的食物，当父母在吃某种食物时，孩子经常也在吃这种食物；父母的饮食行为还可能影响孩子的营养素摄入，父母摄入饱和脂肪酸高，其子女摄入的饱和脂肪酸量也高；父母购买、选择食物的行为也直接影响到孩子对食物的选择。父母在孩子就餐时间，也会对孩子的饮食行为有一定的提示，父母的提示可以增加孩子吃这种食物的可能性，过分地干涉会对孩子的饮食起负面作用，从而降低他们对某些食物的喜好，并且引起饮食质量下降；如果进餐时孩子受到父母的批评，情绪不好，交感神经兴奋，致使血管收缩，胃黏膜血流量明显减少，因而胃液也随之减少，最后影响食欲及食物的摄入、消化和吸收；不少父母还常把食物当作一种奖励或惩罚的手段，这种非营养目的食物的食用，往往会影响儿童对食物的喜恶。

挑食、偏食会影响孩子的营养素摄入，不利于孩子正常生长发育，会引起营养不良、贫血和维生素的缺乏，也容易伴随其他行为问题。因此，家长对于孩子偏食、挑食行为应该尽早发现、尽早纠正。可以尝试以下方法：

饮食不要单一，要调整食谱，增加食物的多样性，提高孩子对食物的接受程度，避免容易让孩子对食物产生厌烦的单调食谱。

要对孩子进行食育。尽可能地让孩子参与食物的选择、购买、准备和烹调，以便让孩子了解和认识食物，不仅能让孩子了解和认识食物，还能帮助孩子养成珍惜粮食、不浪费食物的好品质。

当偏食、挑食的孩子有了进步，家长要对孩子良好的饮食行为及时给予口头表扬和鼓励，激发孩子进步的动力。

要让孩子认识并尝试吃各种各样的食物，避免形成食物偏好，特别喜欢吃某些食物，但是一点不吃其他的食物。

家长除了对孩子的偏食、挑食行为给予纠正外，自己首先要做好孩子的榜样，自己不挑食、不偏食，不浪费食物，才能通过言传身教帮助孩子形成健康的饮食观念和行为。

九　哪些食物给孩子吃的时候要小心呢

宝宝自满 6 月龄后，需要开始添加辅食。妈妈们就开始为宝宝的辅食发愁。随着年龄的增长，到了 1 岁之后的幼儿阶段，宝宝咀嚼和消化食物的能力越来越强，做辅食的任务也就相对轻松了些，但是在挑选食物的时候还是要有很多注意的地方。哪些食物给宝宝吃的时候要小心呢？

吃鱼的时候要小心。鱼肉肉质软嫩，营养丰富，含有丰富的优质蛋白质，还含有益于宝宝大脑发育的 DHA 和 EPA。很多妈妈都会选择做鱼给宝宝吃。但是，吃鱼的时候，妈妈们需要警惕鱼刺，一定要帮助宝宝挑完鱼刺后，再给宝宝食用，防止鱼刺划伤宝宝的食道和口腔。在选择鱼的品种时，也应该选择刺少的品种，如鲈鱼、罗非鱼、鳕鱼等。

如果吃坚果或小颗粒有核的水果时，要在安静状态下且在家长的监督下食用。宝宝在打闹嬉笑或是运动的时候吃坚果或有核的水果，容易意外吞咽导致窒息，或是食物碎末呛入气管引发危险，所以吃的时候应该谨慎，并有家长在一旁观察。

避免吃果冻。果冻中含有增稠剂等多种食品添加剂，且果冻易意外吸入气管，或是噎住喉咙，增加孩子窒息的风险。

花生、虾等其他可能引发孩子过敏的食物，在第一次食用的时候，应该仔细观察孩子的反应，如有过敏症状应及时就医。

除此之外，应该避免给孩子吃含盐量高的腌制食品、烧烤类食品、高糖高脂食品、膨化食品等。

✚ 怎样安排孩子一天的膳食

对于13~24月龄的宝宝，已经可以拿手抓握食物，可以尝试着自己用小勺取食物送到嘴里，这个过程会洒落大部分食物，但这是宝宝学会自主进食的必经之路，家长们不要因为怕弄脏餐桌或衣服而让宝宝错失锻炼的机会。那如何给13~24月龄的宝宝安排一天的膳食呢？

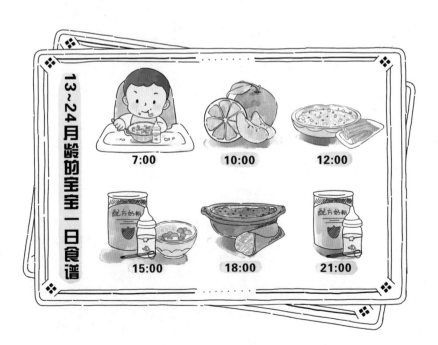

继续母乳喂养。 每天给予 3 次母乳或者配方奶粉，奶量维持在 500 毫升左右。

辅食添加。 在辅食的种类和性状上，13~24 月龄的宝宝已经可以尝试和成人类似、但易消化吸收的食物。增加优质蛋白质摄入以保证生长发育需要；增加铁质供应，预防缺铁性贫血；适当选用鱼虾类，尤其是深海鱼，帮助神经系统发育。在食物量上，13~24 月龄的宝宝每天奶量 500 毫升，应保证每天 1 个鸡蛋加 50~75 克肉禽鱼，每天 50~100 克谷物类，蔬菜水果类各 50~150 克。

1~2 岁宝宝的一日食谱

餐时	食物安排	食材与数量	做法
7:00	母乳／配方奶粉	母乳或婴儿配方奶粉 150 毫升	
	菠菜虾仁鸡蛋面	鸡蛋 1 个，虾仁 25 克，菠菜 30 克，挂面 30 克	1. 鸡蛋打散，虾仁切块，菠菜焯水后切成小段备用； 2. 锅中放入少量的油，放入葱花爆香后加入适量的水，水开后下入面条，面条煮至 8 分熟时加入虾仁和蛋液，最后加入菠菜，所有食材彻底熟透后关火盛出即可
10:00	橙子	橙子 50 克	
12:00	猪肝洋葱意面	意面 25 克，猪肝 15 克，番茄 30 克，洋葱 10 克	1. 猪肝切片，用姜腌制半小时，煮熟后研碎； 2. 西红柿在开水中烫一下，表面划十字花刀后去皮，切成丁，洋葱切碎；意面煮熟备用； 3. 锅中加入少量橄榄油烧热，加入番茄丁和洋葱末炒至出汁，加入意面和猪肝搅拌均匀，焖一会儿即可出锅
	蒜蓉茼蒿	茼蒿 30 克	1. 茼蒿焯水 2 分钟，切成小段； 2. 锅中加少量油，放入蒜片爆香后，加入茼蒿翻炒均匀即可

餐时	食物安排	食材与数量	做法
15:00	母乳／配方奶粉	母乳或婴儿配方奶粉 150 毫升	
	火龙果香蕉酸奶	香蕉 30 克，火龙果 30 克，酸奶 25 克	香蕉切成片，火龙果切小块，倒入酸奶拌匀即可
18:00	黑米藜麦粥	黑米 10 克，小米 10 克，藜麦 10 克	黑米、小米和藜麦提前浸泡 2 小时，倒入锅中小火煮沸，炖煮至黏稠
	秋葵鸡肉卷	秋葵 30 克，鸡肉 25 克，西蓝花 10 克，胡萝卜 10 克	1. 秋葵焯熟后对半切开后去籽，西蓝花用开水焯熟后剁碎，胡萝卜洗净剁碎； 2. 鸡肉剁碎，加入西蓝花碎、胡萝卜碎和适量橄榄油搅拌成肉馅； 3. 将拌好的肉馅放入挖空的秋葵中，隔水蒸 15 分钟即可
21:00	母乳／配方奶粉	母乳或婴儿配方奶粉 150 毫升	

食谱评价。鸡肉、虾、鸡蛋都是优质蛋白质的来源，为生长发育提供足量的蛋白质。猪肝富含铁，可以预防铁缺乏和缺铁性贫血，番茄富含维生素 C，可以促进铁的吸收。猪肝又能为宝宝提供维生素 A，有助于视力发育。各种蔬菜和水果可以提供多种维生素和矿物质，应当根据宝宝的需要进行喂养。

小贴士：

① 根据牙齿发育状况，增加细、软、烂的膳食，逐渐向食物多样过渡。

② 幼儿的食物应该单独烹饪，口味以清淡为主，可不加盐或加少量盐调味。同时需要重视饮食习惯的培养，与家人一同进餐，鼓励主动进餐。

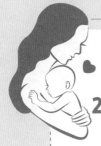

第四篇
2~3 岁宝宝：饮食行为形成的关键期

经过了 7~24 月龄时添加辅食和膳食模式的过渡，2~3 岁儿童的膳食模式开始逐渐接近于成人，是培养良好饮食行为的关键时期。但此阶段儿童的消化系统仍需进一步发育，口腔咀嚼能力较差，但由于快速生长发育的需要对营养素需要量较高，因此，2~3 岁儿童膳食的加工和烹调方式仍需注意，应少添加盐或其他刺激性等调味料，多选择蒸、煮等方式以易于咀嚼和消化，并多样化地选择新鲜食材。家长们需要特别注意以下几种饮食行为：吃早餐、吃零食、喝饮料、边看电视边吃饭等。如果孩子出现了不良饮食行为应该怎么办？家长们如何帮助孩子形成健康的饮食行为？如何安排孩子一天的膳食？……希望本篇的内容可以给家长们提供帮助。

大量地补充多种营养素，真的会对孩子的健康带来益处吗

实际上，只要保证孩子的平衡膳食，就没有必要补充营养素了。平衡膳食是指能满足合理营养要求的膳食，从食物中摄取的能量和营养素在一个动态过程中，能提供机体一个合适的量，避免出现某些营养素的缺乏或过多而引起机体对营养素需要和利用的不平衡。如何才能做到平衡膳食呢？

要给孩子提供多样化的食物，保证孩子的膳食种类齐全、数量充足、营养素比例合适。食物的种类繁多，每种食物提供的营养素也不完全一样，任何一种天然的食物都不能提供人体所需要的全部营养素，所以，提倡人们广泛食用多种食物。食物可以分为五大类：第一类是谷类和薯类，如米、面、杂粮、红薯等，主要提供的营养素是碳水化合物、蛋白质、膳食纤维和 B 族维生素；第二类是动物性食物，如鸡、鸭、鱼、蛋等，主要提供的营养素是蛋白质、脂肪、矿物质和维生素；第三类是豆类及其制品，如黄豆、蚕豆、绿豆等，主要提供蛋白质、脂肪、膳食纤维、矿物质和维生素；第四类是蔬菜和水果，如根茎类蔬菜、叶菜、苹果等，主要提供的营养素是膳食纤维、矿物质和维生素；第五类是能量食品，如烹调用油。一般来讲，建议每天的膳食都要包括这五类食物，每类食物可以选 2~4 种，平均每天摄入 12 种以上食物，每周摄入 25 种以上。

保证食物安全。所谓食物安全，就是说食物不能受到有害物质的污染或者发生腐败变质，并且食物中的食品添加剂、化学物质和农药残留等不能超过我国食品卫生标准的规定。否则，不仅食物中的营养素会被破坏，严重的情况下，还会影响孩子们的健康。

选择适合的烹调加工方式。家长们不能单单为了满足孩子们口感的需要，而是应该选择能够最大限度地减少营养素损失并保持食物良好感官、性状并且清淡的、科学的烹调加工方法，如煮、炖、清蒸等，减少煎炸、烧烤、红烧等烹调加工方式；并减少调味料的添加。

帮助孩子们形成合理的进餐制度和良好的饮食习惯。一日三餐，吃好早餐。在进餐的时候要做到不挑食、不偏食、不暴饮暴食。

二　2 岁以后的孩子还需要喝奶吗

2 岁后的孩子还需要喝奶。建议孩子每天喝奶。

2~3 岁孩子的饮食已经接近成年人，这个时期是孩子的饮食行为和生活方式形成的关键时期。无论是孩子还是成人都应该每天喝奶。《中国居民膳食营养素参考摄入量（2023）》建议，2~3 岁孩子每天应从食物中摄入钙 500 毫克，4~6 岁孩子每天应从食物中摄入钙 600 毫克。如果没有奶制品的摄入，每天从一日三餐中摄入的钙不足以达到推荐量。因此，孩子需要额外从食物中获取钙。其中，奶和奶制品的钙含量很丰富，是孩子摄入钙的最佳来源。

根据我国居民的膳食营养摄入结果，孩子们的钙摄入量普遍偏低，这与很多孩子没有每天喝奶或喝奶量不足有很大关系。为了保证孩子摄入足量的钙，建议孩子每天喝 350～500 毫升奶，或者吃相当量的奶制品。家长可以让孩子在每日三餐时喝奶，也可以在上下午加餐时喝奶。

2～3 岁是孩子饮食行为和生活方式形成的关键时期，在这个时期，家长要帮助孩子养成每天喝奶的好习惯。家长有什么方法可以培养孩子的饮奶习惯呢？

首先，家长要以身作则，自己应每天喝奶。实际上，喝奶不仅对孩子很重要，对成年人来说也是摄入钙的重要途径。所以，家长每天喝奶不仅能督促孩子喝奶，还能督促自己喝奶，是一举两得的方法。

其次，家长要鼓励和督促孩子每天喝奶。家长每天给孩子提供奶和奶制品，并且督促孩子喝完，避免浪费。同时，在孩子喝奶时可以给予一些口头鼓励，让孩子产生成就感，帮助孩子积极主动地喝奶。

最后，家长可以让孩子每天有规律地、在固定时间喝奶。例如，每天正餐时喝奶，或在上下午加餐时喝奶，不随意改变喝奶时间，这样可以帮助培养孩子喝奶的习惯。

需要注意的是，含乳饮料并不是奶制品。

有些家长认为只要食品名称中包含了"乳"或者"奶"就是牛奶，且风味比较受儿童欢迎，就经常买来给孩子喝，以为可以补钙。其实很多这类饮料都属于含乳饮料，其营养价值要低于牛奶。

含乳饮料是以牛奶或牛奶发酵的乳液为原料，加入水、白砂糖或其他甜味剂、酸味剂、果汁、茶、咖啡等配料调制成的饮料。含乳饮料的主要配料是水，其蛋白质含量只有牛奶的三分之一左右。如乳酸菌饮料就属于含乳饮料的一种，其蛋白质含量低。喝同量的含乳饮料比喝牛奶摄入的蛋白质、钙、维生素 D 等营养素要少，还会摄入更多的游离糖。

分辨含乳饮料和牛奶的关键在于看配料表和营养成分表。配料表一般都按照原料添加多少的顺序排序，排在最前面的即含量最多的配料。牛奶或酸奶的主要配料为生牛乳，复原奶的主要配料是水和全脂乳粉，而含乳饮料的配料表前两位多为水和生牛乳，其中乳酸菌饮料的配料主要是水和白砂糖。营养成分表中，牛奶的蛋白质含量在每 100 毫升 3 克左右，而含乳饮料的蛋白质含量仅有每 100 毫升 1 克左右。

三 好好吃早餐，到底有多重要

儿童需要更多的睡眠时间，也比较贪睡，很多儿童都是"早起困难户"。如果孩子早上起得较晚，家长担心早餐吃得太晚会影响午餐，干脆就不让孩子吃早餐了。儿童不规律吃早餐或不吃早餐对健康有影响吗？

早餐，是一日三餐中非常重要的一餐。不吃早餐，会使得早晨的能量和营养素摄入不足，而这种不足并不能通过吃午餐来进行补偿。不吃早餐还会导致午餐前饥饿感增强，容易在午餐时吃更多的食物，摄入更高的能量。科学研究显示，不吃早餐导致的午餐能量摄入过量，会增加生长激素的分泌，进而引起脂肪组织的大量蓄积，使机体发生肥胖的风险增加，而肥胖还是成年后患慢性病的危险因素之一。不吃早餐或早餐营养不充足还会损害孩子的认知能力和学习能力。另有研究显示，不吃早餐还会降低孩子对疾病的抵抗力。

因此，不吃早餐对孩子的健康危害多多，建议要规律吃早餐，且吃营养充分的早餐。一顿营养均衡的早餐，可以让一天的精力更充沛。

对于早餐，我们强调不仅要吃，还要吃得好。早餐提供的能量应占全天总能量的25%~30%，原则是"营养全面、均衡"。要有谷类食物、动物性食物、奶类或奶制品，还要有蔬菜水果。一份营养质量好的早餐应该包括以上4类食物，各类食物的量可因人而异。早餐必须摄入足够的碳水化合物，所以，孩子的早餐一定要吃主食。

中式早餐：主食可以选择面包、花卷、馒头、包子、馄饨等。杂粮粥，一盒酸奶，一个煮鸡蛋（荷包蛋），凉拌小菜，再摆上一份新鲜的水果，既好看又增加食欲。

西式早餐：全麦面包、燕麦粥、煎蛋（煮鸡蛋、荷包蛋，或午餐肉），一盒酸奶（一杯牛奶或两片奶酪）、水果蔬菜沙拉。

早餐晚做：为了节省时间，在头一天的晚上就把第二天早上要吃的食物准备好。例如，把水果洗好、切好，用保鲜膜包好放在冰箱里。包子、馒头、花卷等可以提前做好，放在冰箱里，早上热一下即可。

以身作则：家长的言传身教对孩子饮食行为的形成起着重要的作用。在为孩子准备早餐的同时，父母也应该和孩子一起享用早餐，来营造一种健康生活方式的家庭氛围。

四　孩子喜欢边看电视边吃饭怎么办

不少孩子都喜欢一边看电视一边吃饭，甚至不看电视就吃不下饭。其实不管对于大人还是孩子来说，这都不是一个健康的饮食行为。孩子边看电视边吃饭不利于健康，增加超重和肥胖的风险。主要有以下几点原因。

① 一边看电视一边吃饭时注意力往往被电视吸引，容易导致食物摄入过量或过多进食不健康食物，增加超重和肥胖的发生风险。一项在多个国家进行的研究发现，在就餐时看电视、听收音机、看书的人不仅吃得多，餐后 2 小时后吃得也更多。还有研究发现，与不看电视的人相比，进餐时看电视的人不能准确地回忆当时食物的摄入量，这样可能导致在不知不觉中吃了更多的东西，在餐后也会无目的地进食更多的脂肪和能量，潜在增加儿童肥胖和超重的风险。

② 孩子长时间沉迷于看电视，减少了参与其他身体活动的机会和时间，影响能量消耗。

③ 孩子看电视时容易吃零食，导致不知不觉吃进去过多能量。

④ 电视中的食品广告和电视节目中涉及食品的内容影响健康的饮食观念和行为，从而影响孩子对食物的选择和消费。电视广告对儿童食物选择行为影响很大，他们想要得到的食品是和广告中播出这些食品的频率是一致的。看电视时间的长短也会影响少年儿童对食物的选择和消费，每天看电视超过3小时的孩子食物消费的品种不同于其他孩子，他们选择的食物远不如不看或看电视时间少的孩子选择的食物有益健康。经常看广告的孩子选择甜食的比例要比没看任何广告的孩子高，经常看公益性广告的孩子选择甜食的平均数量明显少于看普通广告的孩子。有调查发现，电视广告中食品广告占了71%，其中80%的食品营养价值低、营养不均衡。另外，这些广告中几乎没有关于合理饮食行为的内容。可以说，电视广告对儿童的饮食行为根本没有起着正确的引导、指导作用，有的广告实际上是在鼓励不健康的饮食行为，还有的直接是在起误导作用。因此，如何控制电视中食品广告的质量、数量和频率，家长如何指导孩子看电视广告以及选择食物，是一个值得注意的重要问题。

其实不光是看电视，孩子吃饭时看计算机、平板电脑、玩电子游戏、手机游戏等，也会有类似的危害。

研究发现，随着看电视的时间增加，儿童超重和肥胖率增加。每天看电视少于1小时、1~2小时、2~3小时和大于3小时的儿童超重和肥胖率分别是20%、24.2%、26.4%、27.5%，每天看电视时间每增加1小时，儿童超重和肥胖率增加1.5%。

吃东西的教育常常被家长忽略，其实学习如何正确吃饭对于孩子来说也是重要的成长教育。养成健康的饮食行为，对孩子现在、将来和一生的营养和健康有着重要的意义。孩子吃饭的时候爱看电视，该怎么办？

① 营造一个良好的饮食环境。吃饭尽量安排在固定的时间、固定的地点，将电视等关闭，全家人围在餐桌旁，营造出一种吃饭的"仪式感"。这样有助于孩子理解吃饭是一件重要的事，把注意力放在饭菜上。

② 家长言传身教、以身作则。做好孩子的榜样，在吃饭时不看电视，放下手机专心吃饭。

③ 可以给孩子讲解一边看电视一边吃饭的坏处，使其理解专心吃饭的重要性。如果孩子想看电视可以安排另外的时间全家人一起观看，每次看电视的时间控制在 20 分钟之内，越少越好。

儿童期是饮食行为形成的重要时期，孩子的习惯需要慢慢养成，也更需要家长潜移默化的影响，全家人共同营造健康的饮食环境。

五　孩子特别爱吃零食怎么办

随着人们生活水平的提高，我国儿童吃零食的现象已较为普遍，且零食消费率有逐年增加的趋势，零食种类的消费也发生变化。零食摄入过多或者零食种类不合理，长期下去就会导致体重增加，增加儿童肥胖的风险，因此如何选择健康的零食，对孩子的健康至关重要。

① 零食可以吃，但是必须选择健康的零食，在固定时间吃。

零食并不可怕，健康的零食可以作为日常膳食的有益补充，丰富食物种类，补充膳食纤维、维生素、矿物质等。在固定时间吃零食可以帮助养成规律的饮食习惯，应选择在两餐之间的时间吃零食，避免影响正餐。

② 选择干净卫生的零食。不吃没有餐饮卫生许可证的街头食品，不吃没有生产厂家、生产日期或质量合格标志的零食。家庭自制零食时也需要注意干净和卫生。

③ 选择健康的零食，学会看营养标签。尽量选择非加工的天然食物作为零食。家长应尽量避免将油炸食品、含糖饮料等不健康的零食带回家。对于包装食品，要仔细阅读食品包装上的"营养成分表"，作为选择零食的依据，优先选择蛋白质含量高、低能量、低脂肪、低钠含量的食品。

④ 不过量吃零食，不在玩耍、看电视时吃零食。吃零食的量把握在不影响正餐为宜，根据孩子的体重和生长发育情况进行判别。购买小包装的食品有利于控制零食摄入量。孩子吃零食时也应尽量专注地进食。一边玩耍一边吃零食容易导致食物呛咳入气管发生危险，看电视时吃零食则会使进食量增多。

⑤ 注意增加孩子的身体活动量。零食的能量一般比较高，在进食零食后，父母应多陪着孩子参加户外运动或游戏项目，使孩子肌肉得到充分的锻炼，增加能量消耗，这样既能增强体质，还能降低发生肥胖的风险。

⑥ 家长要以身作则，起到榜样的作用。在家休闲娱乐的时候不吃不健康的零食，减少不健康零食在家中出现的机会。要注重对孩子的食育，与孩子一起逛超市，挑选健康的零食。

有哪些食物适合作为孩子的零食呢？

市场上售卖的零食中有比较多的高盐、高糖、高脂的食物，这些食物不宜作为零食。那些没有生产日期、无质量合格证或无生产厂家信息的"三无"产品更不能让孩子选用。家长要注意为孩子选择卫生、营养丰富的食物作为零食。

水果和蔬菜富含维生素、矿物质和膳食纤维，适合孩子当作零食来吃。

奶类、大豆及其制品也适合孩子吃，因为它们可以提供丰富的蛋白质和钙。

坚果，如花生、瓜子、核桃等富含蛋白质、多不饱和脂肪酸、矿物质和维生素E。

全麦面包、麦片、煮红薯等也可作为零食。

吃零食的量和时间也要注意。吃零食的量以不影响正餐为准，两餐之间可以吃些零食，但不能用零食代替正餐。孩子在餐前、餐后30分钟内不应该吃零食，以免影响正餐时的食欲。看电视或玩耍时也尽量不吃零食，否则很容易吃过量的零食。睡前30分钟内也不吃零食。

六　孩子爱喝饮料怎么办

多数饮料都含有添加糖，添加糖是纯能量食物，过多摄入可增加龋齿，引发超重、肥胖发生的风险，多数饮料含糖为8%~11%，有的高达13%。含糖饮料虽然含糖量在一定范围内，但由于饮用量过大，因此孩子不知不觉中就摄入了许多添加糖。过量饮用含糖饮料会对儿童的健康造成危害。

对于儿童来说，含糖饮料是添加糖的主要来源。许多孩子喜欢喝含糖饮料，其中一个原因就是白开水没有味道。饮料的甜味或者其他味道能够刺激口腔的味觉，增加愉悦感，并成为习惯。建议不喝含糖饮料，更不能以饮料代替水。每天摄入添加糖提供的能量不超过总能量的 10%，最好不超过 5%。

对于爱喝饮料的孩子，家长应该正确引导教育，逐渐减少含糖饮料的摄入量。

① 在选购饮料时，应该选择正规厂家生产的产品，不买"三无"产品。

② 教导孩子过多摄入饮料中添加糖的危害，教会孩子看营养标签，选择饮料尽量选择"碳水化合物"或"糖"含量低的饮料。

③ 用一些健康饮品替代含糖饮料，如用新鲜柠檬泡水、不添加糖的鲜榨果汁等逐步代替含糖饮料，同时还可以使孩子在味觉上有一定的满足。

④ 含糖饮料中的酸性成分会对牙齿表面进行酸蚀，导致龋齿，喝完饮料后要注意口腔卫生，用清水漱口。

⑤ 通过增加身体活动来消耗含糖饮料摄入的能量，避免多余的能量在体内转化成脂肪蓄积。一听含糖饮料（330 毫升）所含的能量约为 150 千卡，一个 50 千克体重的儿童，需要跑步约 30 分钟，或大步走 75 分钟，才能消耗掉这些能量。

那么有哪些饮料适合给孩子喝呢？

选择饮料首先要明确孩子适合喝什么饮料，然后再选择正确的饮用方式。孩子身体的各个器官尚在发育，在选择饮料时不仅要满足身体成长的需要，还要避免对身体造成伤害。

目前，我国儿童钙摄入量还是普遍偏低，奶及奶制品是钙的良好来源，处于快速生长发育阶段的儿童应多饮奶。这个"奶"指的是奶制品（液态奶、酸奶等）而不是含糖、色素、香精、乳酸菌、防腐剂、增稠剂等制成的乳饮料。我国推荐每天饮用350~500 毫升奶或相当量的奶制品，可保证 2~3 岁儿童钙摄入量达到适宜水平。如果儿童饮奶后出现胃肠不适（如腹胀、腹泻、腹痛），可能与乳糖不耐受有关，可以少量多次饮奶或喝酸奶、避免空腹饮奶、该吃无乳糖奶或饮奶时添加乳糖酶。

儿童也应多饮水。儿童胃容量小，每天应少量多次饮水（上午、下午各 2~3 次），具体饮水量可以通过观察儿童排尿次数和排尿量来判断。一般 2~3 岁儿童每天排尿量 500~600 毫升，每天排尿 10~12 次；4~5 岁儿童每天排尿量 600 毫升，每天排尿 8~10 次。儿童也不宜在进餐前大量饮水，因为大量水会冲淡胃酸，影响食欲和消化。除此之外，家庭自制豆浆、果汁等天然饮品也可适当选择。

市面上大量的含糖饮料因为具有甜味，对儿童有着较大的诱惑，但家长们需要注意，过多地饮用这些饮料，不仅会影响儿童的食欲，容易诱发龋齿，而且还会造成过多能量摄入，不利于儿童的健康成长。

小贴士：

碳酸饮料

首先，碳酸饮料的主要成分为碳水化合物、食品添加剂、色素、香料等，除热量外，几乎没有任何营养，所以如果大家细心的话，可以看到市面上许多碳酸饮料的成分表中虽然列出了蛋白质和脂肪这两项内容，但其含量均为0；其次，碳酸饮料所含能量普遍较高，长期饮用的人群因为摄入过多的糖分而导致超重或肥胖，这对儿童和青少年的生长发育十分不利；再次，相关研究认为碳酸饮料会侵蚀牙釉质，儿童饮用过量碳酸饮料会对牙齿造成较大损害；最后，研究还认为，如果过量饮用碳酸饮料，其磷酸盐和咖啡因可能导致机体的钙流失，这对正在生长发育的儿童来说十分有害。

可见，饮用碳酸饮料除了碳酸带来的瞬间口感，从营养价值来看确实不高。因此，无论是成人还是儿童都应当控制碳酸饮料的饮用量。需要提醒的是，炎炎夏日，以大量碳酸饮料代替饮水不但解不了渴，还会留下肥胖的隐患。

乳酸菌饮料

众所周知，乳酸菌饮料向来以"调节肠胃"功能著称，不少家长将其视为健康饮品，经常给孩子购买。但实际上，乳酸菌饮料也是饮料的一种，孩子同样不宜多喝。

从类型上看，乳酸菌饮料分为活菌型和非活菌型。活菌型乳酸菌饮料中含有活性乳酸菌，需要冷藏保存；而非活菌型乳酸菌饮料，虽然口感上与前者差不多，但其中不含活的乳酸菌，常温保存即可。所谓能够"调节肠胃菌群"，通常指活菌型乳酸菌饮料。

从配料上看，乳酸菌饮料的主要成分是水和白砂糖，外加少量的奶和多种食品添加剂。目前市面上的乳酸菌饮料含糖量普遍在每百毫升 15 克左右，与碳酸饮料相仿，甚至还略胜一筹。如果儿童大量喝乳酸菌饮料，不仅会摄入过多糖，还容易引发龋齿及超重肥胖等疾病。此外，过量的菌群还可能刺激儿童胃肠道，影响食欲和胃肠功能。

因此，家长在给儿童喝乳酸菌饮料时应掌握适量原则。

七　哪些食物应少给孩子食用

少吃油炸食品。油炸食品属于高能量密度的食物，若经常食用或食用量大很容易造成能量摄入过多，进而增加孩子发生肥胖的风险。家长在给孩子烹饪食物的时候，尽可能地少采用油炸的方式，烤、煎的方式亦不可取。应该多采用蒸、煮、炖、煨等方式，尽量保持食物的原汁原味，让孩子尝试食物本来的味道，少用或不用调味料，不宜过咸、油腻和辛辣。

少吃快餐特别是西式快餐。快餐中有较多的油炸食品，在制作过程中用油、盐等调味品较多，经常吃会增加发生肥胖、高血压等慢性病的危险。有研究显示，每月在外食用西式快餐超过1次的儿童青少年的肥胖率显著高于不吃西式快餐的儿童青少年，其肥胖的危险性是不吃西式快餐儿童青少年的1.3倍。

少吃含能量、脂肪、食盐或添加糖高的食品和饮料，如糖果、冰激凌、各种含糖饮料、薯片、油炸食品、太咸或者太甜的食物、街头食品（如烤羊肉串）等。要鼓励孩子按时吃饭，把健康食物，如坚果和水果作为零食的首选。多数饮料都含有添加糖，过量饮用含糖饮料会对学龄儿童的健康造成危害，建议不喝或少喝含糖饮料，更不能把饮料当水喝。如果喝饮料，应选择正规厂家生产的产品，不买"三无"产品。选择饮料时要看营养成分表，尽量选择"碳水化合物"或"糖"含量低的饮料。

少吃方便面或干脆面。方便面、干脆面等产品，主要成分多为碳水化合物和油脂，而优质蛋白质、维生素、矿物质和膳食纤维含量较低。仅吃方便面除了能饱腹和获取能量外，很难满足儿童生长发育的全面需要。另外，有些方便面提供的盐约为5克，长期食用会增加发生高血压的危险。

没有生产日期、无质量合格证或无生产厂家信息的"三无"产品不能选。

小贴士：

预包装食品包装上的"营养成分表"提供了重要的食品信息，可以作为选择食品的有用工具。家长在给孩子选择食物时要注意查看营养成分表，尤其在购买零食和饮料时。

对于正常体重的儿童，可参考营养成分表中的蛋白质指标，选择蛋白质含量高的产品。超重、肥胖的儿童，应该多加关注能量、碳水化合物、脂肪等信息，选择低能量、低脂肪的产品。为了帮助孩子从小养成清淡饮食的习惯，维持健康的血压水平，应关注"钠"的含量，选择钠含量低的产品。

部分产品的营养成分表中还含有"营养声称"和"营养功能声称"。营养声称就是营养素含量高低的说明，如高钙、低脂、无糖等；营养功能声称就是营养素功能的解释，如维生素D有助于钙的吸收等。对于有特殊需求的儿童，可根据营养成分表中的营养声称和营养功能声称等进行选择，如"高钙""低脂肪""低胆固醇"等。

八　父母该怎么帮助孩子形成健康的饮食行为

一个人的饮食行为习惯是在儿童时期发展和形成的，在这个过程中父母的言传身教起着重要的作用。

父母对孩子饮食行为习惯的影响首先是通过口头上的教育或提示。大多数的家长常常在吃饭的时候对孩子的饮食给予提示、指导，例如，提示孩子吃某种食物，告诉孩子一些营养知识。调查发现，88%的父母在吃饭时会对孩子的饮食进行提示或教育，母亲做的提示或教育比父亲多。父母的提示或教育可以影响孩子的饮食行为，增加孩子吃所提示食物的可能性。如果不提示，孩子吃的可能性只有 42%，提示后，提高到 71%。但是，对孩子的饮食过分干涉时，会降低孩子对某些食物的喜好，如对蔬菜的喜好。特别是对青春发育期孩子的饮食进行干涉时，孩子的饮食质量会下降。因此，家长在对孩子进行饮食和营养方面的教育时，要讲究方式、方法，要有耐心。

父母对孩子饮食行为习惯的影响还表现在身教上。孩子对食物的接受往往模仿父母或家中的其他成年人，孩子更愿意接受他所看到的成年人吃的食物，当父母亲在吃某种食物时，孩子往往也在把这种食物放入口中。家长还通过食物购买、制作影响孩子的饮食行为和营养摄入。如果购买、制作食物时，没有考虑营养搭配、没有科学烹调，就不可能制作出营养均衡的饭菜，孩子也就不可能从中得到生长发育所需要的营养物质。

儿童期的饮食行为不仅影响现在的生长发育，还会影响到一生的健康。家长要通过言传身教，从小培养孩子健康的饮食行为习惯，使孩子受益一生。

1. 帮助孩子认识食物

食物是我们赖以生存的基础，家长应该帮助孩子在成长过程中逐渐认识食物，了解食物的营养特点，养成健康的饮食行为。帮助儿童认识食物的最佳方式就是让儿童参与到家庭食物的选择、制作过程中来。

家长可以带着孩子去市场、超市选购食物，在选购过程中教孩子辨识应季的蔬果、阅读食品营养标签。在节假日家长还可以带着孩子到田间地头，观察植物的生长特点，参与植物的种植和采摘，激发孩子对食物的兴趣。使孩子在实践中了解不同食物的来源以及营养特点等。

在家里，家长还可以在保障安全的情况下邀请孩子一同参与食物的制作和烹饪过程，使其参与一些力所能及的工作如择菜、洗菜等，让孩子一同体会烹饪的乐趣，并掌握一定的烹饪技能，了解食物多样、荤素搭配、粗细搭配等原则。

通过参与食物的选择和制作过程，孩子可以进一步认识食物，对食物产生认同和喜爱的心理，减少偏食、挑食的情况，养成尊重和爱惜食物的品格，并掌握一定的营养知识和技能，这对其生长发育和将来的健康都十分重要。

2. 家长和孩子要共同进餐

共同进餐不仅有助于家长和孩子培养感情，还有利于让孩子的食物多样化，不挑食、不偏食，不暴饮暴食。尽量不要边看电视边吃饭，因为这样使孩子容易忽视食物的味道，影响食欲；还会抑制消化器官功能，影响食物的消化吸收。

3. 纠正孩子不健康的饮食行为

当孩子出现了不吃早餐、挑食偏食、爱吃不健康的零食饮料、暴饮暴食等不健康的饮食行为时，家长们应及时进行引导和纠正，避免影响孩子的健康。

4. 家长要起到模范作用，传承和发扬优良的饮食文化

家长应发挥良好的模范作用，一日三餐定时定量，不挑食、

不偏食，不喝含糖饮料，吃饭时不浪费食物，进餐时有良好餐桌礼仪，注意饮食卫生。父母是孩子最好的老师，只有父母以身作则，孩子才能形成良好的饮食行为。

九　动动更健康，孩子应该怎样运动

增加身体活动可以促进儿童健康，其健康益处包括增加心肺耐力、增加肌肉力量、降低脂肪含量、改善血管和代谢健康、增加骨矿物质含量和骨密度、减轻抑郁和焦虑症状，有利于儿童身心发育和人际交往能力。

1. 运动推荐

2019 年 4 月 24 日，世界卫生组织（WHO）首次发布了《5岁以下儿童的身体活动，久坐行为和睡眠指南》分别对不足 1 岁、1~2 岁、3~5 岁婴幼儿的身体活动频率、强度和持续时间量给出了相应的推荐。

1 岁以内的婴儿每天应多次以多种方式进行身体活动，特别是通过互动式的板上游戏，多则更好。对于还不能自主行动的婴儿，每天 30 分钟俯卧姿势有利于健康。

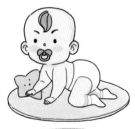

1岁以内

1~2 岁的儿童每天应该进行至少 180 分钟的各种强度的身体活动，包括中等到剧烈强度的身体活动，全天分布，多则更好。研究发现，每天进行 180 分钟身体活动与不进行身体活动相比，前者显示出有益健康的关系。没有证据表明少运动是有益的。对于目前不活动的儿童，通过增加自由活动时间逐步增加活动以达到这一目标将对健康有益。

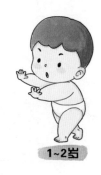

1~2岁

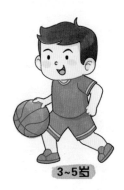

3~5岁

3~5 岁儿童每天应进行至少 180 分钟的各种强度的身体活动，其中至少包括 60 分钟的中等到剧烈强度身体活动，全天分布，多则更好。

对于 5 岁以下儿童来说，活动受限时间每次不得超过 1 个小时（例如，将婴儿固定在手推车、婴儿车、高脚椅等），也不可长时间坐着。2 岁以下儿童不建议观看电子屏幕；2 岁以上儿童，久坐不动观看电子屏幕的时间越少越好，不应超过 1 个小时。儿童进行久坐行为期间鼓励爸爸妈妈跟孩子一起看书或者讲故事。

对于幼儿，身体活动应以充满活力的游戏形式出现，而不是有组织的锻炼、体育教育或体育运动。

对于 2~3 岁的孩子，可以进行以下运动。

① 结合日常生活的锻炼，如玩耍、散步、爬楼梯、收拾玩具等。这些身体活动不需要特定的时间、地点和道具，在日常生活中很容易完成。家长要多鼓励孩子在日常生活进行身体活动。例如，和爸爸妈妈一起布置和收拾碗筷，自己整理收拾玩具、图书等。

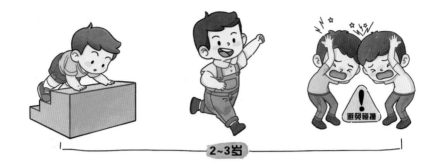

② 适当进行较高强度的身体活动，如骑小自行车、跑步、伸展运动、跳舞、做操等。建议身体活动和吃饭之间相隔不少于1 小时。

③ 家长需要注意孩子运动安全，避免让孩子在身体活动器械上跑跳、追逐。多个孩子一起时，要避免碰撞。如果出现身体不适，要及时停止活动，让孩子休息。

2. 运动时注意事项

做到运动强度、形式及部位的多样化，合理安排有氧运动和无氧运动、关节柔韧性活动、躯干和四肢大肌肉群的抗阻力训练、身体平衡和协调性联系等。

注意运动姿势的正确性，以及低、中和高强度身体活动之间的过渡环节。

运动前应做好充分的准备活动，避免空腹运动。

尤其要增加户外运动的时间，减少静坐、视屏时间。

家长应当鼓励孩子进行形式多样的活动，与孩子一起运动。

雾霾天或者空气污染严重时，可以在室内进行不明显增加呼吸和心率的运动、协调性和平衡性练习等，适当延长运动间隔，降低运动强度。

3. 培养运动习惯

如果孩子不爱运动，家长需要采取一些办法帮助孩子运动，培养孩子每天运动的习惯。

① 告诉锻炼对孩子生长发育和健康的重要性，积极地参加身体活动能够促进生长发育、预防肥胖、减少近视和提高学习效率，还能促进孩子的心理健康。

② 培养孩子参加锻炼的积极性，培养经常锻炼的促进健康行为。

③ 以身作则，与孩子一起锻炼，给孩子树立榜样。如果家长自己每天不运动，就难以调动孩子运动的积极性。家长可以每天抽出时间陪孩子一起运动，如一起跑步、做操、进行一些小型球类游戏等，在运动的同时也培养了亲子关系。

④ 家长对运动的重视能够让孩子也逐渐认识到身体活动的重要性。

⑤ 为孩子创造良好的锻炼环境。

⑥ 建议家长与孩子一起进行形式多样的锻炼，为其提供必要的运动服装和器具等，鼓励孩子参与体育活动，培养孩子的运动兴趣。

⑦ 将锻炼生活化，运动也可以在日常生活中进行。如散步、爬楼梯、收拾玩具等。家长可以鼓励孩子每天少乘一次电梯，改为爬楼梯；每天帮助父母布置和收拾碗筷；玩完玩具后，要自己

整理收拾好等。这些活动无形中增加了孩子的运动时间。

⑧ 让孩子了解久坐不动和长时间看电子屏幕带来的危害，提醒他们每坐 1 小时，都要进行身体活动。

⑨ 户外锻炼更加健康，增加户外运动的时间可以增加孩子日晒的时间，改善儿童维生素 D 的营养状况，还能减少紧张、困惑、愤怒和抑郁等负面情绪。户外的日照对于减少孩子近视的发生也有益处。

最后，让孩子多和同龄人一起参与户外运动。不仅有利于孩子养成运动的习惯，还培养了孩子人际交往的能力。

✚ 怎样安排孩子一天的膳食

经过了 7~24 月龄时添加辅食和膳食模式的过渡，2~3 岁宝宝的膳食模式开始逐渐接近于成年人，是培养良好饮食行为的关键时期。在这个时期，足量食物、平衡膳食、规律就餐是儿童获得全面营养和良好消化吸收的保障。家长要注意引导孩子有规律地就餐，保证每天不少于 3 次正餐和 2 次加餐，不随意改变就餐时间和进食量。那么应该如何安排 2~3 岁宝宝一天的膳食呢？

2~3 岁宝宝每天应食用多种食物，其中谷类的推荐食用量为每天 75~125 克，薯类根据宝宝的需要适量食用即可。推荐每天食用蔬菜 100~200 克，水果 100~200 克，禽畜肉鱼 50~75 克，鸡蛋 50 克，大豆 5~15 克，乳制品 350~500 克，一天的烹调用油以 10~20 克为宜，食盐摄入量不能超过 2 克，饮水量 600~700 毫升。

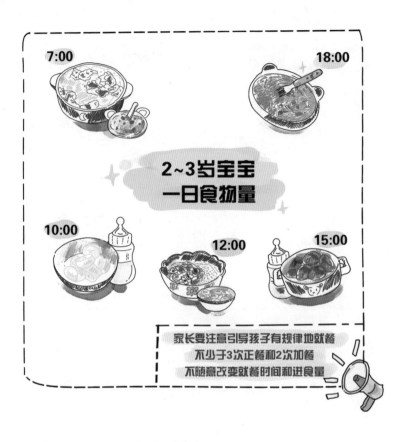

2~3 岁宝宝的一日食谱

餐时	食物安排	食材与数量	做法
7:00	紫薯小米粥	紫薯 10 克、小米 15 克	1. 小米洗净控水，紫薯洗净去皮切小丁； 2. 将小米和紫薯放入电饭锅内，加入适量的水，按下煮粥键即可
	西蓝花鸡蛋羹	西蓝花30克、鸡蛋 1 个	1. 西蓝花焯水后切碎； 2. 鸡蛋磕入碗中打散，加入西蓝花碎、少许盐和橄榄油搅拌均匀，盖上保鲜膜，放入蒸锅 10 分钟即可
10:00	香蕉 50 克、母乳或配方奶粉或牛奶 200 毫升		

餐时	食物安排	食材与数量	做法
12:00	软米饭	大米 40 克	
	香菇炒小油菜	香菇 10 克、小油菜 30 克	1. 鲜香菇切成薄片，油菜掰开洗净； 2. 锅里热油，倒入香菇炒出香味，再倒入小油菜翻炒，加点水焖一会儿，加少许盐调味即可出锅
	丝瓜虾丸汤	虾 30 克，丝瓜 30 克	1. 基围虾去头剥皮挑出虾线，洗净后剁成泥，葱切成葱花，丝瓜和蒜切片； 2. 虾泥里放少许淀粉抓匀，放葱花抓匀摔打起劲； 3. 起油锅，放蒜片煸炒出香味后放丝瓜翻炒至丝瓜变半透明，加入水煮开； 4. 水开后火调小，虾泥挤成丸子放入，煮至丸子变色漂起，加少许盐调味即可
15:00	草莓 50 克，豆干 15 克，母乳或配方奶粉或牛奶 200 毫升		
18:00	猪肝菠菜面	面条 40 克、猪肝 10 克、菠菜 50 克	1. 猪肝洗净煮熟，菠菜焯水煮熟； 2. 将猪肝和青菜剁碎； 3. 锅中加水煮熟面条后放入猪肝煮 1 分钟，再放入菠菜，加盐调味即可
	肉末炒胡萝卜	里脊肉10克、胡萝卜 30 克	1. 胡萝卜切丝，里脊肉剁碎； 2. 起油锅将肉末炒熟后倒入胡萝卜丝一起炒，炒熟后加盐调味即可出锅

食谱评价：2~3 岁的宝宝机体生长发育速度非常旺盛，大脑神经系统也在继续发育，对营养供应不足十分敏感。要特别预防缺钙、缺锌、缺铁性贫血等问题。食谱中食物多样，营养均衡，牛奶、里脊肉、猪肝、基围虾等食材含丰富的钙、铁、锌、维生素 A、蛋白质等营养素，可预防幼儿常见的贫血、免疫力低、消化不良等。

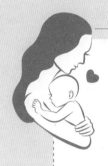

第五篇
特别的爱给特别的你

　　有这么一些孩子，可能在饮食上有一些需要特殊注意的地方。如各种营养不良的孩子，超重、肥胖的孩子，免疫力低的孩子，等等。对于他们来说，除了本书前面几篇提到的基本原则，还需要额外注意本篇的内容。当然，也可以好好学习本篇内容，以预防这些状况的发生。

一　家有小胖墩，应该如何应对

随着生活水平的提高和人们生活方式的改变，越来越多的小胖墩出现了。为什么小胖墩越来越多？肥胖对儿童的健康有哪些影响，又该如何进行应对呢？

1. 肥胖原因

有哪些导致孩子肥胖的原因？实际上，孩子发生肥胖的原因有很多且复杂的。

遗传因素。遗传因素在肥胖的发生中占 40%~70%，是肥胖非常重要的原因。携带肥胖基因的人，会更加容易发生肥胖，也就是我们常说的有的人"喝凉水都长肉"。

膳食模式。与过去相比，现在的孩子摄入的脂肪明显增加，使孩子摄入过多的能量而使发生肥胖的风险增加。

身体活动不足。如今，孩子们上下学乘坐车辆的机会越来越多，骑自行车、步行的越来越少；再加上课业负担过重，孩子们户外活动越来越少，体育锻炼不足比较普遍；丰富的电视节目、电子游戏以及网络提供的巨大信息和更新速度，吸引了孩子将闲暇时间花费在这些静态活动上。孩子静态活动的比例增高，时间也增加，增加了发生肥胖的风险。

饮食行为。某些不健康的饮食行为都会增加肥胖的发生风险，例如，不吃早餐或早餐品种单一，过多摄入高能量密度食物如煎炸食品、含糖饮料、糕点、巧克力等，大量进食不健康的零食，西式快餐使用次数增加等。

家庭环境。 父母的饮食行为影响孩子的饮食行为，父母要起到榜样作用，选择健康食物，不把食物作为奖励或惩罚孩子的手段。

母亲孕期营养。 有研究显示，出生体重过低、过高的婴儿，成年后患肥胖、2 型糖尿病、心血管疾病等慢性病的危险性都会增加。

儿童肥胖不仅影响外观，还埋藏了一系列相应的疾病隐患，增加了疾病的负担。首先，儿童肥胖与高血压、高血脂和心血管结构及功能都密切相关。其次，儿童肥胖还影响内分泌系统的各种功能，导致 2 型糖尿病和代谢综合征的发生风险升高，女性儿童肥胖可能引起月经周期紊乱和多囊卵巢综合征。再次，儿童肥胖容易引起哮喘和睡眠呼吸障碍，也是儿童非酒精性脂肪性肝病的主要危险因素，还将增加成年期某些疾病或过早死亡的风险，如女性儿童超重容易增加成年后患乳腺癌的风险、青春期超重则容易引发肾细胞癌的出现。最后，越来越多的肥胖儿童出现心理行为问题，如不自信、自卑、不愿与人接触、不参加户外活动等，最终引发抑郁、自杀等一些令人心痛的悲剧。

所以，儿童肥胖不仅会给我们的身心造成巨大的伤害，同时已经成为一个突出的公共卫生问题。我们需要关注这个问题，正视这个问题，从早期开始，做好预防和识别工作，开展干预和管理措施，遏制儿童肥胖的快速上涨势头。

2. 预防肥胖

预防和控制儿童肥胖的发生，重点还是要从饮食和运动中来寻找合适的方法，以保证能量的摄入与消耗达到均衡的状态。儿童正处于生长发育的关键时期，合理、营养的膳食摄入与健康、安全的运动搭配是儿童肥胖的重要防控手段。

超重或肥胖的儿童在选择食物的时候要特别避免含有高能量、高脂肪的糖果、巧克力、膨化食品、含糖饮料、肥肉和油炸食品等，坚持平衡膳食、培养健康饮食行为。与此同时，应该减少儿童静态活动时间，鼓励其积极参加校园内外的各类身体活动。对于过度肥胖的儿童，需在专业人员的指导下根据其能量的推荐摄入量来量身定制膳食与运动干预措施。

肥胖儿童在饮食上应注意以下两点原则。

① 平衡膳食。儿童在饮食中要保持食物的多样化，注意荤素搭配、粗细搭配，保证鱼、肉、奶、豆类和蔬菜的摄入。每日三餐，两餐间隔 4~5 小时；三餐比例要适宜，按照所提供的能量占全天总能量的比例，早餐占 30%，午餐占 40%，晚餐占 30%。在控制总能量的前提下保证蛋白质、维生素、矿物质的充足供应。

② 培养健康的饮食行为。健康的饮食行为是减少儿童肥胖的关键。包括：少吃油炸食品，限制添加糖的摄入；足量饮用白开水，不喝含糖饮料；三餐要有规律，定时定量，尽量在家进餐；进食量要控制，不饥一顿饱一顿，不暴饮暴食；合理食用零食，尤其在看电视时更要注意；保证吃好早餐，晚餐不吃太饱。

降低儿童肥胖的发生、发展，肥胖儿童应积极参加各种身体活动。

① 减少静态活动时间。除睡觉时间外应避免孩子连续超过 1 小时的静止状态。如看电视、读书、使用电脑、玩电子游戏等，

儿童每天累计不应超过 2 小时；课间 10 分钟时应离开座位去做游戏等身体活动；课外做作业每间隔 40 分钟，活动一次（每次 10 分钟）；早睡早起，不睡懒觉。

② 积极参加各种身体活动。保证儿童在校每天 60 分钟以上的活动时间。运动最好选择户外游戏与活动，可以促进皮肤中维生素 D 的合成和钙的吸收利用，如公园散步，爬楼梯等。适量进行高强度活动，如骑车等有氧运动，健身球、攀爬等肌肉强化运动，也可以参加团体活动舞蹈、小型球类游戏等让孩子快乐动起来，体重减下去。

③ 尽量多做其他身体活动。除在校的体育活动外，家长应该鼓励孩子在课余时间多做其他身体活动，如每天步行上下学、与同学一起去户外活动等。

肥胖宝宝（2~3 岁）一日食谱

餐次	食物安排	食材和数量	做法
7:00	牛奶	低脂牛奶 250 毫升	
	豆腐虾饼	豆腐20克、虾仁10克、红薯10克、莴笋10克、面粉15克、柠檬1片	1. 虾仁去除虾线后切丁，放上柠檬片腌制去腥约 10 分钟； 2. 红薯去皮切丁，莴笋切丁； 3. 将豆腐沥干压碎，放入虾仁、红薯丁、莴笋丁、面粉及盐拌匀后搓成饼状； 4. 水开锅后大火蒸 15 分钟左右，蔬菜虾仁熟透后关火
	凉拌芹菜	芹菜20克、胡萝卜20克、香油1g	1. 胡萝卜、芹菜洗净切斜片斜段，焯水后捞出过凉水沥干； 2. 将所有食材放在一起，加入盐和香油搅拌均匀即可
10:00	水果拼盘	苹果块 40 克（约 3 块）、橘子瓣 40 克（约 4 个）	

餐次	食物安排	食材和数量	做法
12:00	西红柿龙利鱼	龙利鱼30克、西红柿20克、木耳20克、莜麦菜20克、柠檬1片	1.龙利鱼切成大小合适的块状，沥干水分，挤入柠檬汁腌制10~15分钟； 2.西红柿顶部划十字口，倒入沸水中烫2分钟捞出，去皮后切丁； 3.热锅滴油，先放入葱花翻炒，后加入西红柿丁翻炒出汁，加适量热水，待水沸后加入鱼片，煮至鱼片变不透明；加入木耳煮2分钟后加入莜麦菜和盐，搅拌均匀即可
	杂粮黄瓜卷	黑芝麻10克、玉米粒10克、黄瓜50克、紫米10克、大米20克	1.将紫米、大米洗净，加入2倍水浸泡1~1.5小时后，蒸成饭约30分钟； 2.玉米粒加水煮熟，切碎； 3.黄瓜洗净削成长薄片，剩余黄瓜切成小丁； 4.将做好的米饭中加入黄瓜丁、玉米碎、黑芝麻搅拌均匀； 5.取适量米饭用手搓成柱状，用黄瓜薄片将其卷起来。可直接食用
15:00	酸奶、草莓	无糖酸奶250克；草莓40克	
18:00	鸡丝蔬菜面	卷心菜30克、香菇15克（约3朵）、油菜20克、鸡胸肉5克、鹌鹑蛋2个、挂面35克	1.准备一锅冷水，放入葱段姜片，鸡胸肉焖煮30分钟熟透取出； 2.将熟透的鸡胸肉放在案板上用擀面杖敲打，使肉的纤维松散，用手撕成丝备用； 3.将卷心菜、油菜切丝；香菇提前泡发后切末； 4.另一锅加水，水开后煮面，打入一个荷包蛋，荷包蛋定型后放入挂面；将香菇末、油菜、卷心菜等加入锅中一同煮熟，出锅前加入鸡丝和盐，搅拌均匀即可出锅

食谱评价：食谱中食物种类丰富，食材颜色搭配提高宝宝饮食兴趣，多含粗纤维食物增加饱腹感，减少精细米面摄入，增加蛋白质和多不饱和脂肪酸摄入，利于儿童成长发育。烹调方式上，

多选用蒸、煮、炖，少用煎、炸、烤的方式。可选用凉拌菜来代替炒菜等以摄入更少的油脂。在食材选择上：多选择粗粮谷物，如紫米、玉米、燕麦片等减少精细米面摄入量；多搭配高纤维时蔬，如卷心菜、莜麦菜等，选择大豆制品增加蛋白质含量；选择脂肪含量低的鱼肉和鸡胸肉等代替猪肉，增加蛋白质的同时减少脂肪摄入。如龙利鱼是海鱼，含有较多的不饱和脂肪酸，且富含DHA，利于儿童脑部发育。牛奶中含有较多的钙，利于儿童成长发育。玉米、黑芝麻中还含有较多的镁，可加强肠壁蠕动，促进机体废物的排泄，对减重非常有利。

二　小孩子也会得慢性病吗

糖尿病、高血压等慢性疾病一直被认为是大人们的疾病，但是随着小胖墩越来越多，如今孩子得糖尿病、高血压的比例也越来越高，严重损害了孩子们的健康。下面我们就来看一看，孩子们为什么会得糖尿病、高血压，得了之后又该如何应对呢？

1. 糖尿病

糖尿病是有遗传性的，遗传的并不是糖尿病本身，而是糖尿病的易感性，也就是比一般人更容易得糖尿病。儿童糖尿病大多数是1型糖尿病，与遗传有很大关系。但是近年来，随着生活条件的改善、饮食结构发生变化，儿童2型糖尿病的发病率、患病率也大大升高。

儿童血糖过高也会出现典型的"三多一少"症状，即多尿、多饮、多食及体重减少，还会出现经常感到疲倦，手脚无力等情况。严重时还会发生酮症酸中毒，高渗性昏迷，合并多种感染，病程长了会危及眼睛、肾脏、心脏、血管、神经等组织器官。

儿童糖尿病的饮食治疗包括控制总能量、保证营养配比、少量多餐、高膳食纤维饮食、清淡饮食等。

① 控制总能量。儿童糖尿病患者必须防止能量摄入过多，这里的总能量包括主食、副食、烹调用油和零食等。

② 保证营养配比。保证各种营养成分比例适宜，碳水化合物、蛋白质、脂肪分别应该占总能量的 55%~65%、11%~15%、20%~30%。少吃油炸食品，可以适当增加绿色蔬菜的摄入量。

③ 少量多餐。每天多吃几顿，每顿少吃一点，避免加重胰岛的负担。可以正餐时少吃一些，在上午、下午或晚上进行加餐。

④ 高膳食纤维饮食。糖尿病儿童应该多吃粗粮、干豆、绿色蔬菜，血糖较好时吃水果，这些食物含膳食纤维较多，有利于降低血糖、调节血脂、缓解血黏度、减轻体重。

⑤ 清淡饮食。食物烹饪时少油、少盐、少糖。

儿童糖尿病是可以预防的，关键在于建立健康的生活方式、坚持合理的膳食结构、充足的身体活动，避免超重和肥胖。预防肥胖要做到平衡膳食，积极参加身体活动以增加能量消耗，并且要定期检测体重。如果是已经发生了肥胖，可以在医师指导下从科学膳食、有氧锻炼等方面采取措施，稳步控制体重。

2. 高血压

儿童高血压是指孩子的血压高于正常值，可以分为原发性高血压和继发性高血压。儿童时期发生的高血压，以原发性高血压为主，多数表现为血压水平的轻度升高，通常没有其他不适症状，一般是在体检时发现。儿童原发性高血压发生的原因很多，其中肥胖是最大的危险因素，将近一半的儿童原发性高血压伴有肥胖，其他危险因素包括父母的高血压病史、低出生体重、早产、盐摄入过多、睡眠不足及体力活动缺乏等。继发性高血压的血压水平显著升高，病因比较明显，如肾脏疾病、内分泌疾病或药物等。

儿童高血压会对儿童的健康带来近、远期损害，近期损害如改变左心室构型、肾脏功能下降、眼底动脉硬化等；儿童高血压还可以持续到成年期，发展成为成年高血压患者，在成年后发生心血管疾病及肾脏疾病的风险增加。

对于"健康儿童"来说，预防高血压，需要培养健康的行为和生活方式，养成合理的生活作息制度，积极锻炼，并逐步做到将钠盐摄入控制在每天每人 5 克之内（11 岁以上儿童）。儿童应做到不吸烟、不喝酒，并把血压测量纳入体检范围之内。建议从儿童 3 岁起测量血压，最好每半年测量一次。

高血压儿童应首先改善生活方式并贯穿始终。

① 控制体重，在保证身高发育的同时，延缓 BMI 上升趋势，降低体脂肪含量。

② 增加有氧和抗阻力运动，减少静态活动时间。

③ 调整膳食结构，保证食物多样；控制总能量及脂肪供能比。控制盐和含糖饮料的摄入，养成健康的饮食习惯。

④ 避免持续性精神紧张状态。

⑤ 保证足够睡眠时间等。

三　如何知道孩子是不是营养不足

营养不足是婴幼儿中常见的问题，是指喂养中因为孩子营养摄入不足，或者食物不能充分吸收利用，以致能量及其他营养素缺乏。常见的营养不足有蛋白质—能量营养不足和微量营养素营养不足两种。导致宝宝营养不良的主要原因有：长期摄入不足，母乳的质量不好，辅食添加不当，消化系统疾病，慢性消耗性疾病等。父母们若能及时发现宝宝营养不足的信号，就可采取措施将营养不良扼制在"萌芽"状态。那么，宝宝营养不良有哪些信号呢？

体重不增或者体重下降。

外观改变。皮肤苍白、干燥、弹性下降，嘴唇苍白、干裂，毛发无光泽，肌肉松弛。

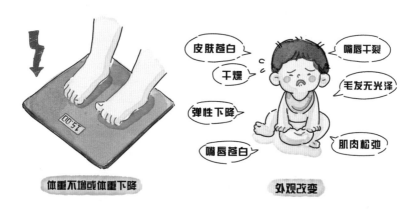

体重不增或体重下降　　　　　　外观改变

情绪变化。当孩子情绪发生异常时，应警惕体内某些营养素缺乏。例如，孩子变得郁郁寡欢、反应迟钝、表现麻木，提示体

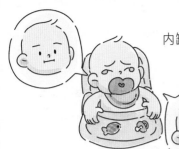

情绪变化

内缺乏蛋白质与铁；若孩子忧心忡忡、惊恐不安、失眠健忘，提示体内 B 族维生素不足；若孩子固执任性、胆小怕事，则提示维生素 A、B、C 与钙质摄取不足。

行为反常。孩子行为孤僻，动作笨拙，多为体内缺乏维生素 C；行为与年龄不相称，较同龄孩子幼稚，表明体内氨基酸摄入不足；夜间磨牙、手脚抽动、易惊醒，常是缺乏钙质的一种信号；喜吃纸屑、煤渣、泥土等，多与缺乏铁、锌、锰等元素有关。

行为反常

肥胖。部分肥胖孩子是起因于挑食、偏食等不良饮食习惯，造成某些微量营养素摄入不足所致。这些微量营养素主要包括维生素 B_6、B_{12}、烟酸等以及锌、铁等元素，如果缺乏，体内的脂肪就不能正常代谢，导致孩子肥胖。

肥胖

其他。早期营养不良症状还有恶心、呕吐、厌食、便秘、腹泻、睡眠减少、口腔炎、皮炎、共济失调、舞蹈样动作、肌无力等。

爸爸妈妈一定要细心观察孩子的日常情

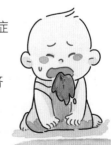

呕吐、厌食

况，如果有以上情况应及时去医院寻求医生的帮助。

营养不足对宝宝的危害多多。蛋白质—能量营养不足的孩子生长速度减慢、骨骼的骨化滞后、性成熟时间晚，他们的身高、体重等指标均低于同年龄的儿童。轻度营养不足可表现为体重低下、生长停滞、肌肉萎缩。重度营养不足会引起全身各系统的功能紊乱，免疫功能低下，儿童的认知能力、智力和运动能力发育也会受到影响。营养不足除了影响体格发育外，更重要的是对心理发育和行为产生不良影响，并且可能是不可逆的。营养不足的儿童常有性格和社会交往的障碍、适应能力和语言发育的延迟。这些孩子存在认知能力受损，表现为学习、阅读和书写困难，以及注意力集中时间缩短和反应迟钝，行为异常表现包括烦躁、多动、容易分心、不善处理人际关系，情绪不稳定等。孩子是一个国家的未来，儿童营养不足对个人、家庭甚至社会、国家都会产生不良影响。认知残疾和智力发育受损的后果是成年期的劳动生产力降低，从而影响一个国家人力资源的发展、最终影响经济的发展，形成一种恶性循环。

如果孩子营养不足应该怎么办呢?

除了6月龄内的母乳和配方奶粉之外，并没有单一的食物可以为宝宝提供所需的全部营养，要想让宝宝摄入充足的营养，还是应该使宝宝摄入的食物多样化，均衡、全面地安排宝宝的饮食。宝宝每天的膳食应包括主食（粮谷类）、蛋类、肉禽鱼类、蔬菜、水果、奶类、食用油等。

根据宝宝营养不足的种类，可以适当增加某些食物的摄入量。如果宝宝消瘦，可增加包括主食在内的各种食物的摄入量；蛋白质缺乏，可增加蛋类、鱼禽肉类的摄入量；铁缺乏的宝宝，可以增加动物肝脏、红色肉类的摄入量；钙缺乏的宝宝，可以增加奶制品的摄入量。

四　维生素矿物质缺乏，该怎么补

1. 缺锌

锌是人体必不可少的微量元素之一，也是孩子容易缺乏的微量元素之一。孩子究竟是否缺锌、缺锌后又如何补充，是家长们感到困惑的难题。

儿童锌摄入不足，会按照缺锌的程度出现一系列相应的症状，如味觉障碍、食欲减退、异食癖、皮肤伤口愈合不良、胃肠道相关疾病增加、免疫功能下降、嗜睡、精神萎靡、生长缓慢甚至发育停滞等。当孩子出现类似症状时，应尽快去医院进行相关检查以明确诊断。

如果经过诊断显示儿童有锌缺乏，需要科学补锌。可以在医生的指导下摄入锌补充剂，在日常生活中，家长也可以通过给孩子选择和烹饪含锌量较高的食物来补充锌。动物性来源的锌如贝壳类海产品、红肉、动物内脏等都是锌的良好来源，是儿童补锌的优先选择。干酪、虾、燕麦、花生等也是锌的良好来源。干果类、谷类胚芽和麦麸也含有丰富的锌，但是由于谷类在加工过程中会丢失掉大量的锌，加上植物性食物中含有植酸，影响锌的吸收利用，因此这些植物性来源的锌不是儿童补锌的最优选择。

2. 缺钙

钙是人体不可缺少的矿物质，不仅是构成骨骼和牙齿的主要成分，还参与机体的多种生理功能，包括调节神经肌肉的兴奋性、维持细胞的正常功能和体内多种酶的活性等。

婴幼儿和儿童处于快速生长发育阶段，对钙的需要量较高。缺钙会影响宝宝的骨骼发育，严重的还会引起骨骼变形，刚学走路的幼儿，身体重量使下肢骨弯曲，形成 X 或 O 形腿，除此之外，还有可能导致胸骨外凸（也就是"鸡胸"），肋骨与肋软骨连接处形成"肋骨串珠"，囟门闭合延迟、骨盆变窄和脊柱弯曲，还会影响牙齿，导致出牙推迟，恒齿稀疏、凹陷，容易发生龋齿。所以一定要重视补钙。

婴儿缺钙主要是因为其母亲在怀孕期间钙摄入不足，母乳中的钙含量过少；幼儿、学龄儿童、青少年缺钙主要是因为饮食搭配不合理，长期摄入钙含量偏低。

预防钙缺乏要做到合理安排膳食，适当摄入含钙丰富的食物。含钙比较丰富的食物包括乳制品、豆腐、贝类海产品、虾皮、芝麻等。特别是乳制品，包括牛奶、奶粉、奶酪、酸奶等，含钙高，而且容易吸收，是膳食钙的极佳来源，应该每天给宝宝食用。鲜奶的钙含量一般是每 100 毫升含钙 100~120 毫克。有些蔬菜看起来也含钙，但因为同时含有草酸，导致钙的吸收率很低，并不是补钙的好途径。另外，钙的吸收受很多因素影响，特别是体内维生素 D 的含量。宝宝比较容易缺乏维生素 D，从而造成钙的吸收率低。所以，宝宝缺钙也并不一定是钙摄入的不足，也有可能是体内维生素 D 不足，影响了钙的吸收。天气好的时候应该经常带宝宝出去晒晒太阳，增加维生素 D 的合成。

3. 缺铁

铁是机体所必需的微量元素之一，也是微量元素中含量最多、最容易缺乏的一种。缺铁性贫血影响机体的健康，对儿童的危害更大。

缺铁性贫血会导致儿童出现食欲低下、吸收不良综合征等，还可能有面色苍白、结膜苍白，口唇黏膜苍白、疲乏无力、头晕心悸等表现。缺铁性贫血还会改变孩子的情绪，使其更易烦躁，对周围事情不感兴趣。另外，缺铁会影响儿童的生长发育，损失儿童的认知能力，如注意力不集中和记忆力下降，损害体力活动能力，降低机体抗感染能力，提高儿童铅中毒的风险等。

儿童缺铁性贫血对机体的危害多多，应该注意预防缺铁性贫血，当出现缺铁性贫血时，应该及时给予纠正。那如何防治儿童缺铁性贫血呢？

从日常膳食中补铁是防治缺铁性贫血最直接也是相对最安全的办法。动物肉类、猪肝、猪血、鸡蛋、禽类、鱼类等含有较为丰富的铁，并且铁的存在形式为更利于机体吸收利用的血红素铁；但补充动物肉类的时候，要注意适量，以免摄入过多的能量、蛋白质和脂类而增加儿童消化系统负担、增加儿童发生肥胖的风险。另外，可多选择富含维生素 C 的食物，维生素 C 可增加食物中铁的消化吸收，因此可多吃些维生素 C 丰富的蔬菜和水果。减少影响铁吸收的食物，如含有草酸盐、植酸盐的蔬菜，含有鞣酸的茶叶，含有多酚的咖啡、可可等。

还可以选择铁强化食品，如铁强化酱油、铁强化面粉等。当缺铁严重的时候，从膳食中补铁可能无法获得足够的铁，可以按照医嘱服用铁补充剂，如亚铁制剂。

五　宝宝经常生病，有没有什么食物可以提高免疫力

免疫力是人体的自我防御能力，是人类和疾病斗争的关键武器。自身免疫力强大，就可以抵御疾病的侵袭，即使染上疾病，也康复得快；否则，就容易受到疾病的侵袭，病情严重，持续时间长。以下方法可以提高孩子的免疫力。

1. 母乳喂养

对于 6 月龄以内的婴儿，母乳就是为其独家定制的最营养的天然食品，不仅含有种类齐全、数量充足、比例合适的营养物质，还含有多种免疫活性物质，包括免疫球蛋白、乳铁蛋白、溶菌酶等，能帮助宝宝抵御外来侵害。初乳中免疫活性成分含量更高，是妈妈送给"初来乍到"的宝宝的第一份礼物，为其扫清跃跃欲试的各路"敌人"。

2. 食物多样、合理搭配

充足、均衡的营养是宝宝免疫系统良好发育的物质基础。营

养不良会导致机体免疫系统功能受损，对病原体的抵抗力下降，从而促进感染的发生和发展。与机体免疫功能关系密切的营养素有蛋白质、维生素 A、维生素 C、维生素 E、铁、锌和硒等多种，摄入不足就会影响到机体正常的免疫功能。

蛋白质摄入不足使皮肤和黏膜的局部免疫力下降，容易造成病原菌的繁殖和扩散，降低抗感染能力。维生素 A 缺乏会影响呼吸系统、消化系统、泌尿系统等上皮细胞的完整性，增加机体对呼吸道、肠道感染性疾病的易感性。维生素 C 可以增强机体的抗感染能力，缺乏会降低免疫系统功能。铁缺乏会降低机体的抗感染能力。锌对免疫系统的发育和正常免疫功能的维持有着不可忽视的作用。

人体所需要的营养素来自各种食物，因此，通过合理膳食可以改善人体的免疫状况，增强对疾病的抵抗能力，对预防疾病的发生有重要的意义。确保合理膳食，注意做到以下几点。

适量摄取含优质蛋白质的食物。 动物性食物，包括瘦肉、鱼、蛋、奶制品中所含的蛋白质，豆制品中的蛋白质都是优质蛋白质，容易被人体充分利用。因此，每天要适量吃一些动物性食物。7~9 月龄婴儿逐渐达到每天至少 1 个蛋黄以及 25 克肉禽鱼；10~12 月龄婴儿每天 1 个鸡蛋（至少 1 个蛋黄）以及 25~75 克的肉禽鱼；13~24 月龄幼儿每天 1 个鸡蛋以及 50~75 克肉禽鱼；2~3 岁宝宝每天 1 个鸡蛋以及 50~75 克肉禽鱼。

经常吃富含维生素 A、维生素 E、维生素 C 的食物。 动物肝脏，包括羊肝、猪肝、鸡肝、鸭肝等富含维生素 A。需要经常吃一些。

植物性食物中含有维生素 A 原类胡萝卜素，维生素 A 原类胡萝卜素在体内可以转换为维生素 A。胡萝卜素主要存在于深绿色或红黄色的蔬菜和水果中，包括胡萝卜、菠菜、芹菜、杧果、红薯等。

植物油、植物种子的胚芽、坚果、豆类和谷类食物中含有丰富的维生素 E。

新鲜的蔬菜、水果是维生素 C 丰富的食物来源，包括如鲜枣、青椒、猕猴桃、菠菜、山楂、柑橘、柚子、草莓等。

_经常吃富含铁、锌、硒的食物。_动物血、肝脏、红色肉类中含铁丰富。建议经常吃一些。

贝壳类海产品、红色肉类、动物内脏等是锌的良好来源。建议经常吃一些。

③ 户外活动

日光照射可促进维生素 D 合成，帮助食物中钙的吸收，从而促进骨骼发育。适当的户外活动还有助于增强体魄，提高免疫力。在天气好、日照足时，一定不要忘记带孩子出去活动一下。